Helmchen/Rafaelsen Depression, Melancholie, Manie

RHÔNE-POULENC PHARMA GMBH

Prof. Dr. med. Hanfried Helmchen
Prof. Dr. med. Ole J. Rafaelsen

Depression, Melancholie, Manie

Ein Buch für Kranke und Angehörige

TRIAS THIEME HIPPOKRATES ENKE

Anschrift des Autors:
Prof. Dr. Hanfried Helmchen
Freie Universität Berlin
Universitätsklinikum Rudolf Virchow
Standort Charlottenburg
Psychiatrische Klinik
Eschenallee 3
D-1000 Berlin 19

Umschlaggestaltung und
Konzeption der Typographie:
B. und H. P. Willberg, Eppstein/Ts.

Umschlagzeichnung:
Friedrich Hartmann, Stuttgart

*Die Deutsche Bibliothek –
CIP-Einheitsaufnahme*

Helmchen, Hanfried:
Depression, Melancholie, Manie : ein
Buch für Kranke und Angehörige /
Hanfried Helmchen ; Ole J. Rafaelsen.
– 2. Aufl. – Stuttgart : TRIAS – Thieme
Hippokrates Enke, 1992
  Einheitssacht.: Depression, melan-
  koli, mani ⟨dt.⟩
NE: Rafaelsen, Ole J.:

Wichtiger Hinweis:
Wie jede Wissenschaft ist die Medizin ständigen Entwicklungen unterworfen. Forschung und klinische Erfahrung erweitern unsere Erkenntnisse, insbesondere was Behandlung und medikamentöse Therapie anbelangt. Soweit in diesem Werk eine Dosierung oder eine Applikation erwähnt wird, darf der Leser zwar darauf vertrauen, daß Autoren, Herausgeber und Verlag große Sorgfalt darauf verwandt haben, daß diese Angabe dem Wissensstand bei Fertigstellung des Werkes entspricht.

Für Angaben über Dosierungsanweisungen und Applikationsformen kann vom Verlag jedoch keine Gewähr übernommen werden. Jeder Benutzer ist angehalten, durch sorgfältige Prüfung der Beipackzettel der verwendeten Präparate und gegebenenfalls nach Konsultation eines Spezialisten festzustellen, ob die dort gegebene Empfehlung für Dosierungen oder die Beachtung von Kontraindikationen gegenüber der Angabe in diesem Buch abweicht. Eine solche Prüfung ist besonders wichtig bei selten verwendeten Präparaten oder solchen, die neu auf den Markt gebracht worden sind. Jede Dosierung oder Applikation erfolgt auf eigene Gefahr des Benutzers. Autoren und Verlag appellieren an jeden Benutzer, ihm etwa auffallende Ungenauigkeiten dem Verlag mitzuteilen.

Geschützte Warennamen (Warenzeichen) werden *nicht* besonders kenntlich gemacht. Aus dem Fehlen eines solchen Hinweises kann also nicht geschlossen werden, daß es sich um einen freien Warennamen handele.

Das Werk, einschließlich aller seiner Teile, ist urheberrechtlich geschützt. Jede Verwertung außerhalb der engen Grenzen des Urheberrechtsgesetzes ist ohne Zustimmung des Verlages unzulässig und strafbar. Das gilt insbesondere für Vervielfältigungen, Übersetzungen, Mikroverfilmungen und die Einspeicherung und Verarbeitung in elektronischen Systemen.

© 1982, 1992 Georg Thieme Verlag,
Rüdigerstraße 14,
D-7000 Stuttgart 30
Printed in Germany
Satz und Druck:
Druckhaus Götz GmbH, Ludwigsburg
(Linotype System 5 [202])

ISBN 3-89373-193-8   1 2 3 4 5 6

Inhaltsverzeichnis

Zu diesem Buch	9

Einleitung — 11

Trauer und Freude – Depression und Melancholie – Melancholie und Manie	11
Schwere und Dauer psychischer Erkrankungen	11
Manisch-melancholische (= manisch-depressive) Krankheiten	12

Melancholie — 15

Niedergeschlagenheit	15
Müdigkeit und fehlende Initiative	15
Schuld- und Minderwertigkeitsgefühle	15
Vielleicht fühlt man sich aber auch eher anders?	16
Verschiedene Formen der Depression	17
Trauer ist keine Depression	17
Depression nach schwerer seelischer Belastung (= depressive Reaktion)	18
Neurosen mit depressiven Zügen	19
Verlauf der Melancholie	21
Hilfe durch Angehörige	22

Manie — 23

Gehobene Stimmung	23
Initiative und Drang zum Handeln	23
Selbstsicherheit und Selbstüberschätzung	24
Vielleicht fühlt man sich aber auch eher anders?	24
Was kann es sonst noch sein?	24
Mischzustände	25

Verlauf einer Manie	25
Die Rolle der Angehörigen	25

Verlauf und Veranlagung — 27

Gibt es verschiedenartige Verläufe?	27
Spielt Vererbung eine Rolle?	27
Wie viele unter uns bekommen melancholische oder manische Episoden?	28
Melancholie und Manie – können sie durch etwas ausgelöst oder provoziert werden?	28

Behandlung der Melancholie — 30

Arzneimittel	30
(Tri- und tetra-)zyklische Antidepressiva	30
MAO-Hemmer	34
Behandlung mit Elektrostimulation	35
Elektrostimulation: Prinzip und Probleme	36
Wie läuft die Elektrostimulationsbehandlung ab?	38
Wann soll eine Elektrostimulationsbehandlung, wann eine Tablettenbehandlung durchgeführt werden?	39
Behandlung durch Schlafentzug	40
Behandlung mit Licht	40
Was tun, wenn die Behandlung erfolglos scheint?	40
Rückfall während der ersten Monate nach der Gesundung	41

Behandlung der Manie — 43

Behandlung mit antipsychotischen Arzneimitteln	43
Behandlung mit Lithium	45
Wann werden antipsychotische Tabletten, wann wird Lithium eingesetzt?	46
Rückfall während der ersten Monate	46

Vorbeugung von Manie und Melancholie — 47
Wann ist Vorbeugung angezeigt? — 48
Lithium in der vorbeugenden Behandlung — 49
Erwünschte und unerwünschte Wirkungen des Lithiums — 55
Zyklische Antidepressiva in der vorbeugenden Behandlung — 64

Arzt und Kranker — 65
Wohin kann man sich wenden? — 65
Zwei Dinge, die man seinem Arzt sagen sollte — 66
Behandlung durch den niedergelassenen Arzt oder im Krankenhaus? — 67

Familie und Kranker — 68
Zu viel beobachten und zu spät eingreifen — 68
Was müssen Angehörige noch wissen? — 69
Was können Angehörige noch tun? — 70

Gesellschaft und Kranker — 71
Heirat und Scheidung — 71
Kinder — 72
Schwangerschaftsverhütung und Schwangerschaft — 74
Anstellung und Arbeit — 75
Umschulung und Pensionierung bzw. Berentung — 77
Führerschein und Verkehr — 78
Kauf und Verkauf — 79
Betreuung nach dem Betreuungsgesetz — 80
Aufklärung und Einwilligung — 81
Schweigepflicht — 83

Zwang	85
Klagen über Ärzte und Krankenhäuser	89

Schicksal und eigener Wille — 91
Einstellung des Patienten — 91
Einstellung des Arztes — 92
Haltung der Gesellschaft — 93
Selbstmord — 95

Gesetzestexte — 100
»Unterbringungsgesetze« — 100
»Schlichtung« — 101

Schlußbemerkung — 104

Sachverzeichnis — 105

Zu diesem Buch

Mit diesem Buch ist den beiden Autoren O. J. RAFAELSEN und H. HELMCHEN ein in seiner Art einmaliges Werk gelungen, das in erster Linie den Gemütskranken und seine Angehörigen mit dem Thema von Melancholie und Manie vertraut machen will. Dem Kranken bietet es eine Orientierungshilfe, die ihm Hoffnung einflößt und sein Verhältnis zum behandelnden Arzt noch tragfähiger gestaltet. Die Angehörigen klärt es auf über das Wesen einer Gemütskrankheit, der die Umwelt des Kranken oft verwirrt und verständnislos gegenübersteht. Dabei ist es doch so eminent wichtig, daß ein depressiver Patient nicht nur medikamentös behandelt, sondern auch von seinen Angehörigen seelisch betreut und gestützt wird, um wieder in ein normales Leben zurückzufinden.

Aus der Lektüre des Buches mögen der depressive Patient und seine Angehörigen die Zuversicht schöpfen, daß in enger, vertrauensvoller Zusammenarbeit mit dem Arzt die leidvollen Tage überwunden werden können.

Professor Dr. med. P. KIELHOLZ
Dr. med. C. ADAMS

Einleitung

Trauer und Freude – Depression und Melancholie – Melancholie und Manie

Dieses Buch handelt von den wechselnden Stimmungen des Menschen, seinen Gefühlen, seiner Befindlichkeit. Allerdings nicht schlechthin, sondern nur von jenen, die vom Alltäglichen, dem sogenannten Normalen, abweichen.

Leid und Freude, Trauer und Begeisterung, Niedergeschlagenheit und Hochstimmung gehören zu den normalen menschlichen Gefühlen. Fast immer können wir verstehen, warum diese Gefühle entstehen – und wieder verschwinden. Können wir aber keinen Grund dafür erkennen, oder sind Stimmungsänderungen ungewöhnlich heftig, oder halten sie auffallend lange an, dann taucht die Frage auf, ob eine solche »unnormale« Verstimmung krankhaft ist, ob dahinter eine Krankheit steckt.

Am häufigsten sind niedergedrückte Stimmungen. Selten beobachtet man un-normal gehobene Stimmungen.

Die krankhaft niedergedrückte Stimmung heißt in der psychiatrischen Fachsprache Depression. Wenn sie durch eine seelische Belastung verursacht wird bzw. als Reaktion auf eine bestimmte Lebenssituation oder ein Erlebnis auftritt, spricht man von einer *reaktiven Depression*. Tritt sie ohne erkennbaren Anlaß auf, nennt man sie eine *endogene Depression* oder *Melancholie* (s. aber Seite 28f). Die krankhaft gehobene Stimmung heißt in der Fachsprache *Manie*.

Während Freude und Leid zu den normalen menschlichen Gefühlen zählen, gehören Manie und Depression zu den psychischen Erkrankungen oder genauer zu den »Gemütskrankheiten« (auch affektive psychische Krankheiten).

Schwere und Dauer psychischer Erkrankungen

Wenn man sagt, jemand sei geisteskrank, dann glauben die meisten, daß er den Verstand oder das Urteilsvermögen für *immer* verloren hat. Glücklicherweise trifft dies eher selten zu. Noch viel seltener büßt der Kranke seinen Verstand und seine seelischen Fähigkeiten *vollständig* ein. Praktisch nie tritt dies ein, wenn es sich um eine reine Melancholie oder um eine Manie handelt. Melancholie und Manie sind vorübergehende Gemütskrankheiten.

Der Psychiater spricht dabei von einer phasenhaft auftretenden Psychose. Als *Psychose* bezeichnet er seelische Erkrankungen, die die Beziehung des betroffenen Menschen zur Wirklichkeit tiefgreifend beeinträchtigen. Der psychotisch Kranke *kann* die Welt – oder auch sich selbst – *nicht* so wahrnehmen, wie sie – oder er – tatsächlich sind, oder er *kann* sich ihr gegenüber *nicht* angemessen verhalten.

Melancholie und Manie müssen nicht immer intensiv ausgeprägt sein. Umgekehrt sind reaktive Depressionen keineswegs nur milde Depressionen oder immer von kurzer Dauer.

Manisch-melancholische (= manisch-depressive) Krankheiten

Dieses Buch behandelt in erster Linie Melancholien (= endogene Depressionen) und ihr gegensätzliches Erscheinungsbild, die Manien. Manche Menschen erleiden während ihres Lebens nur melancholische, andere sowohl melancholische als auch manische Episoden. Bei letzteren spricht man auch von manisch-depressiver Krankheit (auch bipolare affektive Psychose).

Wenn wir die Bezeichnung Melancholie und manisch-melancholische Krankheit vorziehen, hängt das damit zusammen, daß das Wort »Depression« viel zu häufig gebraucht wird, um auch alle möglichen nichtkrankhaften seelischen Verfassungen zu beschreiben, von der allgemeinen Mißbefindlichkeit und Angst unserer Zeit bis hin zu gewöhnlichen Widrigkeiten, die man im nächsten Augenblick wieder vergessen hat.

Melancholie meint somit das gleiche wie *endogene Depression* und manisch-melancholische Krankheit das gleiche wie manisch-depressive Krankheit.

Verstehen wir einander?

Es ist schon schwer genug für einen Menschen, tiefgehende Gemütskrisen zu durchleben; aber noch schwerer ist es, eine Veränderung der eigenen gefühlsmäßigen Einstellung gegenüber allem und jedem zu verspüren, ohne daß man weiß warum – und vor allem, ohne aus eigener Kraft etwas dagegen unternehmen zu können.

Es ist auch sehr schwer, mit jemandem zusammenzuleben, der an solchen Veränderungen von Stimmung und Gefühl leidet. Man will gerne helfen, aber wie?

Selbst die Bezeichnung »Patient« ist problematisch. Charakteristisch für manisch-melancholische Krankheiten ist ja gerade, daß der Betroffene zwar während einer Melancholie oder einer Manie sich selbst als krank erlebt oder – häufiger – von anderen als eindeutig krank erkannt wird und deshalb in der Regel auch bei einem Arzt als »Patient« in Behandlung ist, sich aber außerhalb dieser Krankheitsepisoden (= Phasen) für lange Zeit, bei einigen für viele Jahre, gesund fühlt und (normal) verhält. Wenn solche Menschen dazu neigen, wieder zu erkranken und deshalb eine fortlaufende Betreuung durch den Arzt zur Vermeidung neuer Krankheitsepisoden erforderlich ist, finden wir die Bezeichnung »Patient« richtig. An manchen Stellen dieses Buches wird davon gesprochen.

Ein anderes Problem betrifft den Ausdruck »Angehörige«. Es können Vater oder Mutter, Schwester oder Bruder, Sohn oder Tochter sein. Aber häufig ist es auch jemand, mit dem man zusammenlebt, der Ehepartner oder jemand, mit dem man eine langjährige Beziehung hat. Wir sprechen der Einfachheit halber von Ehepartner (Partner) – ohne Rücksicht darauf, wie die juristische Form ihres Zusammenlebens ist.

Wenn das Buch sich nur an Kranke richten würde, hätten wie »Sie« oder »Du« schreiben können. Für Angehörige allein hätten wir von »er« oder »sie« sprechen können. Statt dessen ziehen wir »man« vor. Das wirkt vielleicht kühl und distanziert, aber »man« bedeutet ja »Mensch«, und dieses Buch beschäftigt sich damit, was mit einem Menschen stimmungsmäßig geschehen kann. Niemand weiß, ob eines Tages nicht Dir oder mir oder einem nahestehenden Angehörigen etwas Ähnliches zustoßen kann.

Inhalt des Buches

Zunächst werden Erscheinungen (Symptome) und Dauer der Melancholie behandelt sowie weiterhin, wie Melancholie sich von anderen depressiven Zuständen und auch von Trauer und Kummer unterscheidet. Anschließend werden Erscheinungen (Symptome) und Dauer der Manie dargestellt.

Häufige und wichtige Fragen wie »Haben Erbanlagen einen Einfluß?« »Wie verlaufen manisch-melancholische Erkrankungen während eines Lebens?« werden im nächsten Kapitel beantwortet.

Die eigene Haltung zur Behandlung und Vorbeugung ist von wesentlicher Bedeutung für einen Erfolg. Aus diesem Grunde erscheint uns eine ausführliche Beschreibung von Vor- und Nachteilen angezeigt, sowohl bei der Behandlung der Melancholie und der Manie als auch bei der Vorbeugung von Manie und Melancholie.

Dann gehen wir auf den Kranken in seiner Familie, sein Verhältnis zum Arzt und seine Stellung in der Gesellschaft ein. An dieser Stelle werden vor allem Informationen gegeben, die den Betroffenen oft nicht leicht zugänglich sind, wenn soziale oder auch juristische Probleme als Folge von manischen oder melancholischen Zuständen auftreten.

In weiten Teilen ist dieses Buch eine Darstellung der ärztlichen Möglichkeiten zur Behandlung und Vorbeugung melancholischer und manischer Erkrankungen. Im abschließenden Kapitel wird die Diskussion der Problematik in einem größeren Zusammenhang versucht. Dieses Kapitel haben wir: Schicksal und Wille genannt.

Somit handelt dieses Buch davon, was wir über die Krankheiten Melancholie und Manie sagen können und – in ebenso hohem Maße – was Patienten und Angehörige uns darüber gelehrt haben.

Melancholie

Niedergeschlagenheit

Alles ist grau in grau oder schwarz in schwarz. Es gibt nichts, worüber man sich freuen kann, nichts, das man erwarten kann. Man kann es nicht abschütteln. Egal, wie oft man sagt »Nimm Dich zusammen«, es hilft nicht. Angst steigt auf, ohne einen Grund. Man empfindet nichts für irgend etwas, nicht einmal für die nächsten Angehörigen. Das aufmunternde Lächeln der Familie tut weh. Angehörige schlagen vor, ins Kino zu gehen, einen Sonntagsausflug zu machen, Bekannte und Freunde zu sehen. Aber alles ist gleichermaßen unmöglich. Man versucht zu lächeln, aber es schmerzt. Wenn sie einen nur in Frieden lassen würden.

Müdigkeit und fehlende Initiative

Man fühlt sich wirklich unendlich müde. Vielleicht weil man schlechter schläft als sonst. Man hat Schwierigkeiten einzuschlafen oder schläft mit Unterbrechungen; allgemein wacht man früher als gewohnt auf, schon um 3, 4 oder 5 Uhr. Körperlich fühlt man sich müde und unwohl. Man hat nicht wie gewöhnlich seinen Appetit; nichts schmeckt, weder Essen noch Trinken. Der Mund ist trocken. Der Darm arbeitet träger als sonst gewöhnlich. Auch ist alles Interesse für das Sexuelle geschwunden. Man wird mit der Arbeit nicht fertig. Selbst die einfachsten Dinge wirken unüberwindlich. Es strengt sogar an, eine Zeitung zu lesen oder fernzusehen. Einfaches Kopfrechnen fällt einem schwer. Man vergißt die Dinge des täglichen Alltags, oder man weiß nicht mehr, wie man sie zu erledigen hat. Unentschlossen schiebt man alle Entscheidungen vor sich her. Der Wille reicht nicht aus.

Schuld- und Minderwertigkeitsgefühle

Vielleicht am schlimmsten ist das Gefühl, daß man zu nichts taugt, daß man seine Arbeit nicht mit der notwendigen Sorgfalt ausführt, daß man seine Familie vernachlässigt. Bei einer schweren Melancholie ist man voller Selbstvorwürfe, die sich auf längst vergangene Ereignisse beziehen können, Ereignisse, die nur einen selbst veranlaßt hatten, sich darüber zu schämen; oder auch Handlungen, die andere damals ebenfalls abwertend beurteilten. Das Ganze ist aber bereits bei allen anderen in Vergessenheit geraten, auch bei einem selbst, bis es jetzt wieder auftaucht. Man fühlt sich schuldig, nicht nur wegen vergangener Taten, sondern auch an gegenwärtigen Ereignissen und manchmal sogar an zukünftig befürchtetem Unheil.

Manchmal glaubt man, das beste sei zu sterben. Daß man selbst etwas dazu tun müßte. Wohl alle Menschen haben im Laufe dieses Lebens irgendwann einmal diesen Gedanken, aber jetzt erscheint er als ganz selbstverständlich – und vielleicht unwiderstehlich. Vielleicht ist sogar der Gedanke flüchtig aufgetaucht, wie man es anstellen könne.

Vielleicht fühlt man sich aber auch eher anders?

Man kann auch andere sonderbare Dinge fühlen oder denken, die einen selbst oder andere gar nicht an eine Depression denken lassen. Wir erwähnten bereits, daß man sich elend oder unbrauchbar fühlen oder auch den Gedanken haben kann, daß es am besten sei, von dieser Erde zu verschwinden. Aber man kann auch meinen, daß die anderen über die eigene Unfähigkeit reden oder sich gar gegen einen verschwören. Manche hören auch Stimmen, die zu ihnen über ihre behaupteten Untaten sprechen.

Oder man bekommt vielleicht Befürchtungen, daß man selbst oder die Nahestehenden unheilbar krank oder sonstwie in Gefahr sind. Die Furcht vor Krankheit kann in verschiedenen Formen auftreten. Wenn man in Verbindung mit einer Depression an schlechtem Appetit oder Verstopfung leidet, glaubt man vielleicht, Magenkrebs zu haben. Sehr häufig nimmt man während einer Melancholie 2 bis 3 kg ab, was nicht bedeutet, daß man an einer körperlichen Erkrankung leidet. Kopfschmerzen, die man sonst mit einigen gewöhnlichen Kopfschmerztabletten behandelt, erscheinen einem so unerträglich, daß man an eine ernste Hirnerkrankung glaubt. Dem Arzt hingegen, der einem nach genauer körperlicher Untersuchung sagt, daß keine körperliche Krankheit, sondern eine seelische Krankheit, eben eine Depression, vorliegt, kann man nicht glauben.

Oder es entwickelt sich die Überzeugung, daß man die Miete oder die Lebensmittel nicht mehr bezahlen oder daß die Krankenkasse die Kosten der Behandlung gar nicht übernehmen könne. Auch die Belege über die bezahlte Miete oder die Kostenübernahmeerklärung der Krankenkasse vermögen manchmal nicht, den Kranken aus seiner unbegründeten krankhaften Überzeugung zu lösen.

Verschiedene Formen der Depression

Bisher wurden wesentliche Züge der Melancholie = »endogene Depression« beschrieben. Daß eine Depression »endogen« ist, will heißen, daß sie »von innen« kommt und nicht oder nicht ausschließlich auf den Menschen von außen treffende Belastungen zurückgeführt werden kann, wie dies für reaktive Depressionen charakteristisch ist.

Depressionen lassen sich folgendermaßen einteilen:
1. Melancholie = endogene Depression
   a) ohne erkennbare Ursache,
   b) provoziert durch psychische Konflikte oder Belastungen,
   c) provoziert durch körperliche Erkrankung oder durch Einfluß von Hormonen und Arzneimitteln; stehen diese Ursachen im Vordergrund, dann spricht man von körperlich begründbaren oder somatogenen Depressionen.
2. Reaktive Depression
   a) Depression nach schwerer seelischer Belastung
      (= depressive Reaktion),
   b) Depression bei anhaltender seelischer Belastung
      (= depressive Entwicklung),
      aber es muß auch erwähnt werden, daß
   c) Neurosen depressive Züge haben können
      (= depressive Neurose).

Und, um es noch einmal zu wiederholen, keineswegs jede traurige Verstimmung, Niedergeschlagenheit oder Mißbefindlichkeit ist eine Depression. Am Beispiel der Trauer soll dies verdeutlicht werden.

Trauer ist keine Depression

Man trauert, wenn man jemanden verloren hat, den man geliebt hat, den man mochte. Dies ist ein ganz normaler und natürlicher Teil unseres Lebens. Auch aus diesem Grunde haben wir ein bestimmtes Wort für diesen Zustand – etwas, das uns allen sagen soll, daß das etwas anderes ist als deprimiert zu sein. Früher sagte man, daß jemand »Trauer(-kleidung) trug«, bis es schließlich doch so klang, als sei man »äußerlich« und nicht »mit dem Herzen« in Trauer.

Die Trauerursache ist für uns alle leicht verständlich, und es ist bezeichnend, daß der Trauernde ein normales Urteilsvermögen für alles hat, was nicht in direktem Zusammenhang mit der Trauerursache steht. Es gibt somit eine weitgehende Übereinstimmung zwischen der Reaktion des Trauernden und der Situationsbeurteilung der Umgebung. Im Gegensatz hierzu steht die Melancholie, bei der das eigene Urteilsvermögen insgesamt verändert ist, bei der die Umgebung die Situation ganz anders beurteilt und bei der man sogar selbst die Ursache nicht kennt.

Mit der Zeit nimmt die Trauer ab. Ein altes Wort sagt: »Die Zeit heilt alle Wunden«. Familie und Freunde merken es.

Hilfe bei Trauer

Was kann man tun, um dem Trauernden zu helfen? Vor allen Dingen, den Trauernden sich nicht selbst überlassen. Auch wenn der Betroffene allein zu bleiben wünscht, so kann doch jeder in dieser Situation ein Gespräch gebrauchen, mit der Familie, mit guten Freunden, vorzugsweise mit jemandem, der auch den Verstorbenen gekannt hat. Es ist gut, über alles zu sprechen, bis auch die guten Erinnerungen hervorkommen. Dadurch, daß man über alles spricht, hilft man dem Trauernden, aus der Lähmung und der Versteinerung der ersten Zeit nach dem Verlust herauszukommen. Man muß sich aus der Trauer heraus- oder durch die Trauer hindurcharbeiten, und das geschieht am besten durch das Gespräch mit anderen.

Gelingt dem Betroffenen diese »Trauerarbeit« nicht, bleibt er ungewöhnlich lange in der Trauer stecken oder wird die Traurigkeit so schwer, daß der Betroffene sich gefährdet, sich um nichts mehr kümmert, die Arbeit nicht wieder aufnimmt, nichts mehr ißt oder sich mit Selbstmordgedanken trägt, dann muß man sich fragen, ob hier eine normale seelische Reaktion »entgleist« und »Krankheitswert« annimmt, so daß ein Arzt zugezogen und vielleicht eine Behandlung durchgeführt werden sollte. Man spricht dann auch von

Depression nach schwerer seelischer Belastung (= depressive Reaktion)

Die Gründe dafür, daß der Betroffene die Trauer aus eigener Kraft nicht mehr verlassen kann oder daß sie ihn durch ihre Intensität gefährdet, können vielfältig sein.

Ganz allgemein kann man in solchem Falle sagen, daß die seelische Widerstandskraft des Betroffenen im Verhältnis zu seinem Verlust oder, allgemeiner, zu seiner seelischen Belastung zu gering ist. Das ist um so eher zu vermuten, je weniger sich die seelische Belastung von den alltäglichen Belastungen des Lebens unterscheidet. So wird tiefe Trauer nach dem Tod des geliebten nächsten Menschen meist als angemessene Reaktion erscheinen, kaum aber eine anhaltende Niedergeschlagenheit nach einem herabsetzenden Wort eines Arbeitskollegen.

Die seelische Widerstandskraft kann durch eine bereits schwierige Lebenssituation geschwächt werden, in der der Verlust den Betroffenen dann besonders trifft (2 a). Oder daß sich Enttäuschungen und Mißerfolge ausweglos aneinanderreihen und zur seelischen Erschöpfung führen (2 b). Oder aber, daß der Betroffene bereits früher mit einem (oder wiederholten) gefühlmäßig gleichen Erlebnis nicht richtig fertiggeworden ist und dagegen keine Widerstandskräfte entwickelt oder eine ungeeignete Reaktion, eine Verstimmung, »gelernt« hat (2 c). Oder auch, daß der Betroffene eine in seinem Organismus liegende Neigung zum (episodischen) Nachlassen seiner Widerstandskraft besitzt (1 b).

Charakteristisch für solche Depression ist das Fehlen von Selbstvorwürfen, das »Sich-selbst-Erniedrigen«. In der Regel besteht ein eindeutiger Zusammenhang zwischen erkennbarer Ursache und Depression.

Als Beispiel kann man die Depression anführen, die man in Ländern ohne Möglichkeit zu einer legalen Schwangerschaftsunterbrechung bei Frauen beobachten kann, die eine Schwangerschaftsunterbrechung wünschen, aber nicht erhalten können. Oder der Zusammenbruch einer Ehe aufgrund ehelicher Untreue ist Anlaß zu einer derartigen Depression.

Depressive Reaktionen dauern in der Regel nur kurze Zeit und verschwinden wieder, wenn sich die Person aus der belastenden Situation befreit oder sich an die veränderten Lebensumstände gewöhnt hat.

Halten die belastenden Lebensumstände an, dann können sich auch längerfristige Depressionen entwickeln, etwa in einer konfliktreichen Ehe mit einem alkoholkranken Ehepartner. Oder bei Flüchtlingen nach dem Verlust ihrer Heimat und ihrer Familie. Hier tritt eine Reaktion oft erst nach Ablauf der eigentlichen und dramatischen Ereignisse auf.

Neurosen mit depressiven Zügen

Mit Neurosen bezeichnet man eine Gruppe psychischer Erkrankungen, bei denen wir Symptome von wechselnder, aber fortdauernder Art während vieler Jahre finden. Dabei handelt es sich meist um Gefühle und

Gedanken, die auch beim Gesunden vorkommen, aber dadurch zu Symptomen einer Störung werden, daß sie sich nicht mehr im Gleichgewicht mit anderen Gedanken und Gefühlen befinden, sondern sich vordrängen und das Verhalten des Betroffenen zu beherrschen beginnen und dadurch schließlich sein Leben behindern.

Die meisten Psychiater meinen, daß Neurosen durch ungelöste Konflikte verursacht werden, die – besonders nach psychoanalytischer Auffassung – bereits in der frühen Entwicklung des Menschen seine späteren Fähigkeiten, mit Konflikten angemessen umzugehen, prägen. Diese Konflikte wurzeln häufig in aggressiven oder sexuellen Triebkräften, die wir – zu Recht oder Unrecht – nicht zur Entfaltung kommen lassen. Wir müssen immer wieder das Gleichgewicht finden zwischen unserem Drang nach voller Lebensentfaltung und der Forderung unserer Umwelt nach einer gewissen Zurückhaltung. Während wir heranwachsen, versucht die Umwelt uns dies beizubringen. Wir haben Triebkräfte der Aggressivität und der Sexualität in uns, die der Umgebung angepaßt werden müssen, da sonst das Miteinanderleben nicht zu ertragen wäre. Niemand erreicht dieses Gleichgewicht bis zur Vollkommenheit, einigen aber gelingt es weniger als anderen. Fehlendes Gleichgewicht wird als Mißbefindlichkeit, Verstimmung, Angst bemerkt. Es ist ein Teil der seelischen Selbstverteidigung, daß man nicht weiß, woher und warum diese Verstimmung kommt. Daß sie mit Lebensereignissen zusammenhängt, die von außen gesehen banal erscheinen, für diesen Menschen aber eine Wiederholung eines früheren konflikthaften Erlebnisses bedeuten, wird oft während einer Behandlung, einer Psychotherapie, klar.

So ergibt sich ein Muster von Störungen, das einen durch das Leben hindurch begleitet, manchmal mehr, manchmal weniger ausgeprägt. In schlechten Perioden fühlt sich mancher neurotische Mensch niedergedrückt und mutlos, aber es ist nicht die gleiche niedergedrückte Stimmung, die man in einer Melancholie erlebt. Wenn eine solche Niedergeschlagenheit, Mißmut und fehlende Lebensfreude vorherrschen, handelt es sich um eine Neurose mit depressiven Zügen.

Die meisten Erscheinungen der Neurose zeigen sich bereits im frühen Erwachsenenalter und lassen sich häufig und in groben Zügen bis ins Kindesalter zurückverfolgen. Im Laufe der Jahre schwächen sich die neurotischen Symptome häufig ab. Im Gegensatz dazu tritt die Melancholie nicht selten erst im späteren Alter auf und wird im Laufe des Lebens häufiger und kräftiger.

Psychotherapie (= Behandlung mit psychischen Methoden, z. B. einer Folge von Gesprächen, die nach bestimmten Regeln geführt werden) kann in vielen Fällen bei neurotischen Symptomen helfen. Manche psychotherapeutischen Verfahren sind recht zeitraubend und können sehr anstrengend sein, wenn einige der verdrängten Probleme hervorkommen und die Verstimmung anwachsen lassen. Der Hausarzt oder ein Psychiater können beratend helfen, ob man eine Psychotherapie beginnen sollte. Viele lernen im Laufe der Zeit, mit ihren neurotischen Symptomen zu leben, und – wie erwähnt – schwächen sich diese oft im Laufe der Zeit ab.

Verlauf der Melancholie

Die Melancholie stellt sich oft mit einem charakteristischen Tagesverlauf dar. Der Depressive wacht am Morgen früher als gewöhnlich auf und fühlt sich sehr schlecht: »Morgenqual« oder »Morgentief«. Es erscheint ihm fast aussichtslos, den langen Tag mit allen Pflichten zu überstehen. Aber bei einer nicht allzu tiefen Depression merkt er später, gegen Abend, einen Lichtschimmer. Am nächsten Morgen wacht er dann jedoch wiederum zu früh und mit der gleichen Qual und Hoffnungslosigkeit auf.

Bei einigen bemerkt man eine deutliche »Tagesschwankung« mit »Morgentief« und »Abendhoch« nur am Anfang und gegen Ende einer melancholischen Phase, während die tiefste Depression überhaupt keinen Hoffnungsschimmer, auch nicht gegen Abend, übrigläßt.

Unbehandelt dauert die Melancholie in der Regel 3 bis 6 Monate mit erheblichen Abweichungen. In gar nicht so seltenen Fällen dauert sie nur wenige Tage bis Wochen, in selteneren Fällen bis zu mehreren Jahren. Die Dauer läßt sich fast nie voraussagen.

Durch die Behandlung läßt sich die Melancholie oft auf 1 bis 3 Monate verkürzen oder zumindest abschwächen. Sie klingt fast nie stetig und selten plötzlich, sondern überwiegend wellenförmig ab.

Das Risiko für eine Wiederholung der Melancholie ist äußerst unterschiedlich: s. S. 27.

Behandlung der Melancholie: s. S. 30 f.
Vorbeugung der Melancholie: s. S. 47 f.

Hilfe durch Angehörige

Wenn ein Mensch tief deprimiert ist, erscheint ihm die Hoffnung auf Besserung fast aussichtslos. Die tröstenden und aufmunternden Worte der Angehörigen und des Arztes werden anscheinend abgewiesen (»ja, es ist lieb von Euch zu sagen, es wird schon wieder gut werden, aber ich weiß, es hilft alles nichts«). Aber viele berichten nach der Gesundung von der Melancholie, daß es für sie trotz allem aufmunternd und stützend war, von jemandem zu hören, immer und immer wieder, nicht alles sei hoffnungslos und daß andere die Hoffnung nicht aufgegeben hatten, den Melancholischen in ein normales Leben zurückkehren zu sehen.

Der Depressive braucht die Hilfe der Angehörigen auch dabei, Kontakt mit dem Hausarzt oder dem Psychiater aufzunehmen. Hier müssen sich die Angehörigen durchsetzen, auch wenn der Depressive behauptet, daß nichts getan werden kann oder sollte. Es wird manchmal erforderlich sein, zur Sprechstunde mitzugehen und dabei zu sein, um die Situation aus der Sicht der Angehörigen zu schildern.

Der Arzt sollte aufgesucht werden, wenn eine ausgeprägte depressive Verstimmung länger als 14 Tage andauert – und eventuell früher, wenn man aus eigener Erfahrung weiß, was sich abzeichnet.

In dieser Situation haben die Angehörigen die folgenden zwei Aufgaben:

- dem Depressiven bei der Suche nach Hilfe zu helfen – und im Zusammenhang damit:
- ihre feste Überzeugung auszudrücken, daß sich alles zum besten wenden wird, daß man daran glauben muß und daß eine Zukunft besteht.

(s. auch das Kapitel Familie und Kranker)

Manie

Gehobene Stimmung

Man fühlt sich voller Leben und energiegeladen. Man möchte fortlaufend erzählen; und es gibt auch so viel zu erzählen. Man ist spritzig und schlagfertig. Und die Umgebung hört zu. Der Partner merkt vielleicht, daß man »in einem Stück« redet und andere gar nicht zu Wort kommen läßt. Die Umgebung glaubt zu Anfang, daß man sehr gut aufgelegt ist und eine glänzende Stimmung hat, wie niemals zuvor.

Initiative und Drang zum Handeln

Selbst ein langer Arbeitstag ermüdet nicht. Es gibt so viel zu tun, sowohl am Arbeitsplatz als auch zu Hause. Am Arbeitsplatz tritt man mit Vorschlägen zu Veränderungen und Verbesserungen hervor. Sie können gut, aber auch eigenartig und übermütig sein. Trifft man auf Kritik oder Widerstand, wird man gereizt und schlägt einen Ton an, den man normalerweise nicht anwenden würde. Wenn Freunde vorschlagen, sich zu entspannen, werden diese aufgefordert, auf ihren »eigenen Kram« aufzupassen. Zu Hause wird aufgeräumt und alles auf den Kopf gestellt und repariert; die Nacht wird zum Tage gemacht. Man kauft mehr ein, als sonst üblich. Bei Frauen ist es oft Kleidung, farbiger und festlicher als gewöhnlich. Bei Männern sind es oft Hobbywerkzeuge oder Spielzeug, gelegentlich aber auch Autos, Boote und Häuser, Reisen. Man macht mit leichter Hand Schulden.

Die Familie wird sehr bald all dieser Aktivität müde; man sagt sich eine Menge »Wahrheiten«, die heftig und wild diskutiert werden. Alle erwarten voller Sorge, was man als nächstes anstellen wird.

Der Appetit ist hervorragend, und man fühlt sich körperlich in Höchstform. Das Schlafbedürfnis ist weniger ausgeprägt, nach nur 4 bis 5 Stunden fühlt man sich wieder völlig frisch. Vielleicht gibt es Nächte, in denen man praktisch gar nicht schläft, ohne am nächsten Tag müde zu sein. Der Manische fühlt sich möglicherweise in erotischer Hinsicht mehr angeregt und sexuell mehr aufgelegt als gewöhnlich. Viele sind in der Wahl ihres Partners weniger kritisch und mehr impulsiv.

Selbstsicherheit und Selbstüberschätzung

In einer manischen Phase fühlt man sich viel selbstsicherer als sonst. Vielleicht drückt sich das in einer festeren Stimme aus, vielleicht steckt auch in den Worten mehr Überzeugungskraft. Aber es kann auch ein Gefühl von sehr großer Einsicht, Originalität und Schaffenskraft sein. Man traut sich (zu) viel zu. Man weiß alles, und die anderen wirken so dumm und einfältig. Aber tatsächlich können Kritikfähigkeit und Rücksichtnahme nachlassen. Nur selten wird das von anderen geschätzt, und man kann es später oft selbst nicht verstehen.

Vielleicht fühlt man sich aber auch eher anders?

Wir erwähnten bereits, daß man, wenn man manisch erkrankt ist, dadurch gereizt werden könnte, daß andere den eigenen Plänen nicht folgen. Und vielleicht hat man sogar den Eindruck, daß die anderen planen, einen mit Gewalt zurückzuhalten; ja sogar einen zu verfolgen oder einzusperren. Man glaubt, daß ihre Sprache oder ihr Verhalten eine verdeckte Bedeutung haben, und darüber wird man ärgerlich, sogar böse. Man will sie dazu bringen, mit der Wahrheit herauszurücken. Bei entsprechender Veranlagung kann man sogar gewalttätig werden und um sich schlagen. Die Kinder und der Partner können vor einem Angst bekommen. Man bekommt zu hören, daß man sich nicht am Arbeitsplatz sehen lassen soll, bevor man nicht beim Arzt gewesen sei und eine beruhigende Behandlung bekommen hat. Aber als Maniker fühlt man sich überhaupt nicht krank, und die Vorhaltungen der anderen machen einen nur noch rasender.

Was kann es sonst noch sein?

Während Depression vielerlei sein kann, sind unbegründete und ungewöhnliche Aufheiterungen sowie Tätigkeitsdrang über Stunden oder Tage hinweg fast immer eindeutige Zeichen einer Manie. Sowohl man selbst als auch die Umgebung können viele vernünftige und plausible Erklärungen für eine Depression bringen, aber niemand kann dies in gleichem Ausmaß bei einer ungewöhnlich gehobenen Stimmung tun. Der große Gewinn im Lotto oder im Toto löst möglicherweise eine ekstatische Freude aus, aber bald danach kommen die Probleme wieder, und es sieht nicht mehr so rosig aus. In Ausnahmefällen kann aber eine Phase der ungewöhnlich gehobenen Stimmung doch auch durch psychische Gründe oder körperliche Erkrankungen ausgelöst werden.

Mischzustände

Ab und zu sieht man sowohl manische als auch melancholische Züge bei dem gleichen Menschen zur (fast) gleichen Zeit. In einem Augenblick singt man aus vollem Halse, und wenig später sitzt man tiefverzweifelt da. Bei einem direkten Übergang von Manie zu Melancholie sieht man es gelegentlich oder, umgekehrt, wenn eine Melancholie direkt in eine Manie übergeht. Wenn aber sichtbare Zeichen von beiden Zuständen zugleich während mehrerer Tage oder Wochen vorkommen, bezeichnet man dies als Mischzustand.

Verlauf einer Manie

Vorweg einige Bemerkungen zur Verliebtheit, gerade um diese Art der gehobenen Stimmung in die richtige Perspektive zu rücken! Der Gefühlsüberschwang gilt nur dem Geliebten und was dazu gehört, beeinflußt aber nicht das Urteilsvermögen allem anderen gegenüber. Hierdurch zeigt sich der besondere Zustand des Verliebtseins – als Gegenstück zur Trauer –, und hierdurch unterscheidet er sich von krankhaften Zuständen.

Bei einer Manie gibt es keine klare Tagesschwankung wie bei der Melancholie mit »Morgentief« und »Abendhoch«. Wenn es überhaupt etwas Charakteristisches in dieser Beziehung gibt, so ist es die hartnäckige Schlaflosigkeit, die allen Schlafmitteln und auch dem Alkohol widersteht.

Die unbehandelte Manie dauert im Durchschnitt weniger lang als die unbehandelte Depression, in der Regel 2–4 Monate, aber wiederum mit sehr großen Schwankungen.

Die behandelte Manie dauert in der Regel 2–6 Wochen.

Die Möglichkeit, während eines Lebens mehrere Manien (oder Melancholien) zu bekommen, ist sehr verschieden: s. S. 27.

Behandlung der Manie: s. S. 43 f.
Vorbeugung der Manie: s. S. 47 f.

Die Rolle der Angehörigen

Die Rolle und die Aufgabe der Angehörigen bei der Manie ist noch schwieriger als bei der Melancholie eines Nahestehenden. Der Arzt sollte aufgesucht werden, wenn dieser Zustand länger als einige Tage andauert, obwohl der Betroffene es meist nicht wünscht. Geduld und fester Entschluß helfen auf die Dauer dem Betroffenen am meisten.

Während es schon schwer genug ist, den Depressiven zum Aufsuchen eines Arztes zu bewegen, so ist dies noch viel schwieriger bei einem Manischen. Die Angehörigen werden mit dem Argument abgewiesen, daß einem nichts fehle und daß sie sich nicht in seine persönlichen Angelegenheiten einmischen sollten. Trotzdem darf der Angehörige nicht aufgeben. Das mag im Augenblick schwierig und unangenehm sein, dient aber auf die Dauer allen Beteiligten. Wenn die Angehörigen beschlossen haben, daß etwas getan werden muß und der Arzt aufgesucht wird, so sollte dies offen geschehen. Wenn man es hinter dem Rücken des Betroffenen tut, so gibt man ihm in gewisser Weise recht in der Auffassung, daß sich alle gegen ihn verschworen haben.

Wenn aufgrund früherer Phasen bereits ein solider Kontakt mit dem Hausarzt oder dem Psychiater aufgebaut ist, sollten alle Beteiligten zu einem geeigneten Zeitpunkt der Gesundheit in Ruhe vereinbaren, daß die Angehörigen sich an den Arzt wenden sollen und müssen, wenn eine neue Phase im Entstehen begriffen ist.

Wenn der krankheitsuneinsichtige Maniker jeden Kontakt zum Arzt ablehnt, aber Gefahr droht, z. B. durch unvertretbare Geldausgaben oder verkehrsgefährdendes Verhalten, dann muß der Angehörige sich an den Hausarzt oder einen Psychiater wenden, gelegentlich sogar von sich aus den Amtsarzt rufen (s. S. 80 u. 85).

Verlauf und Veranlagung

Gibt es verschiedenartige Verläufe?

Ja, die gibt es. Zuerst muß unterschieden werden zwischen einem Verlauf, bei dem nur Melancholien (oder – sehr selten – nur Manien) beobachtet werden, und einem Verlauf, bei dem sowohl Melancholien als auch Manien auftreten. Der erste Typ wird unipolar, der andere bipolar genannt. Zwischen ihnen gibt es Unterschiede sowohl im durchschnittlichen Lebensalter bei Krankheitsbeginn als auch in der Anzahl von Krankheitsphasen und in der Häufigkeit bei beiden Geschlechtern.

Der bipolare Verlauf umfaßt durchschnittlich mehr Krankheitsphasen als der unipolare und beginnt häufig früher: der bipolare im Alter von 20–30 Jahren, der unipolare im Alter von 30–50 Jahren.

Die meisten erleben nur einige wenige Phasen im Laufe ihres Lebens. Höchstens 10–15% der Kranken erleiden mehr als 10 Phasen. Bei dem unipolaren Verlauf sind Frauen in der Mehrzahl, während bei dem bipolaren Verlauf in etwa die gleiche Verteilung zwischen Männern und Frauen vorliegt.

Die Wahrscheinlichkeit, nach mehreren Melancholien noch eine Manie zu bekommen, beträgt nach 3 depressiven Phasen immerhin noch 15%.

Spielt Vererbung eine Rolle?

Ja, bis zu einem gewissen Grad kann man eine Veranlagung zu bipolarer (wenn in der Familie bipolare Verläufe vorkommen) oder unipolarer (wenn in der Familie unipolare Verläufe vorkommen) Erkrankung vererben. Wenn bei den nächsten Familienmitgliedern sowohl manische als auch depressive Episoden vorkommen, so ist die Wahrscheinlichkeit zur eigenen Erkrankung ca. 15%. Gibt es dagegen in der näheren Familie Personen, die ausschließlich eine Melancholie gehabt haben, so ist die Wahrscheinlichkeit zur Erkrankung an einer eigenen Melancholie ca. 10%. Diese 10 bis 15% bedeuten ein Risiko in der gleichen Größenordnung wie z. B. bei Zuckerkrankheit, wenn in der Familie Mitglieder sind, die im Alter unter 40 Jahren eine Zuckerkrankheit bekommen haben. Man erbt nicht die Krankheit, aber die Veranlagung, mit Melancholie oder mit Melancholie und Manie zu reagieren. Es handelt sich also um eine Neigung zu einer bestimmten Reaktionsweise. Man weiß nicht genau, was einen dazu bringt, in dieser Weise zu reagieren, aber man hat gewisse Vermutungen darüber. Bisher sind aber die für diese Veranlagung verantwortlichen Gene nicht bekannt. Auch gibt es noch keine Tests, mit denen nachgewiesen werden könnte, ob man selbst diese Veranlagung hat.

Wie viele unter uns bekommen melancholische oder manische Episoden?

Schätzungsweise 1–2% der Bevölkerung bekommen zu irgendeinem Zeitpunkt ihres Lebens eine Melancholie oder eine Manie, mit ca. 2–3% etwas mehr Frauen als Männer mit 1–1½%.

Wie viele Menschen eine entsprechende Veranlagung haben, die nicht zum Ausbruch kommt, wissen wir nicht. Wir wissen auch nicht, warum mehr Frauen als Männer davon betroffen werden. Es könnte vielleicht damit zusammenhängen, daß Hormonänderungen ab und zu Melancholien hervorrufen können, und Frauen haben ja größere Hormonänderungen während Schwangerschaft und Geburt und später im Klimakterium. Es könnte vielleicht auch damit zusammenhängen, daß die Männer seltener mit solchen Problemen zum Arzt gehen und statt dessen die Symptome eher mit Alkohol zu dämpfen versuchen.

Melancholie und Manie – können sie durch etwas ausgelöst oder provoziert werden?

In vielen Fällen treten Melancholie und Manie ohne erkennbare Ursachen auf. Aus diesem Grund hat man die Melancholie auch als »endogene Depression« bezeichnet (s. S. 17). Manchmal werden sie durch eine seelische Belastung ausgelöst, aber typisch ist, daß sie anschließend ihren eigenen Verlauf nehmen, unabhängig davon, ob die seelische Belastung andauert oder nicht.

In gleicher Weise können Melancholie oder Manie auch durch Geburt, Infektionskrankheiten, Hormonstörungen oder Hormonpräparate sowie durch manche Medikamente ausgelöst werden.

Jede Krankheit ist schwer zu ertragen, ganz besonders, wenn man zu Recht oder Unrecht um sein Leben bangt. Niedergeschlagenheit und Mutlosigkeit sind natürliche Reaktionen auf solchermaßen drohende Aussichten, doch wird Melancholie nur selten dadurch ausgelöst.

In der Rekonvaleszenzzeit nach verschiedenen körperlichen Erkrankungen beobachtet man häufig Zustände, die von anhaltender Müdigkeit, Niedergeschlagenheit und mangelnder Initiative geprägt sind. Bei den Infektionskrankheiten sind Lungenentzündung, Lebererkrankungen, eine schwere Influenza zu nennen. Eine schwere Gehirnerschütterung zieht oft eine länger andauernde Müdigkeit und Energielosigkeit nach sich. Unserer Meinung nach handelt es sich hier nicht um Melancholien, sondern um gewöhnliche Schwächezustände. In der Fachsprache heißen sie: Asthenien (Asthenie = kraftlos).

Es gibt keine sicheren Anhaltspunkte dafür, daß schlechte (oder gute) soziale Bedingungen einen ursächlichen Einfluß auf das Risiko ausüben, an einer Melancholie oder Manie zu erkranken.

Manchmal nimmt man an, daß eine seelische oder soziale Belastung erklären könnte, warum die Melancholie oder die Manie gerade jetzt und zu diesem Zeitpunkt zum Ausbruch kommt. Bei den Menschen, die während ihres Lebens verschiedene Phasen durchleben, glauben manche, den Ausbruch der ersten Phase(n) auf die eine oder andere Belastung zurückführen zu können. Wenn diese Phasen sich jedoch häufiger wiederholen – und sie kehren manchmal sehr regelmäßig immer zur gleichen Jahreszeit wieder –, dann gerät man sehr schnell in Zweifel darüber, inwieweit das Auftreten der Phasen nun auf die Lebensumstände zurückzuführen ist oder nicht. Eine Änderung der Lebensumstände ändert in der Regel nichts an der Häufigkeit des Auftretens neuer Phasen, abgesehen von wenigen Ausnahmen. Beobachtungen sprechen aber dafür, daß in manchen Fällen ungünstige seelische oder soziale Konstellationen das Abklingen, das Herauskommen aus der Melancholie behindern. Sie können dazu beitragen, den Verlauf der melancholischen Phase zu verlängern (»chronifizieren«). Von chronischer Depression spricht man meist dann, wenn die Depression länger als 2 Jahre dauert. Daß dies keineswegs Unheilbarkeit bedeutet, geht aus ärztlichen Erfahrungen mit Patienten hervor, deren melancholische Phase auch nach vieljähriger Dauer noch folgenlos wieder verschwand.

Wichtig ist, daß die Zeit ihres Lebens, die die meisten Menschen mit Neigung zu manischen oder melancholischen Stimmungsänderungen in Melancholie oder Manie verbringen, weniger als 10% ihres gesamten Lebens umfaßt. In mehr als 90% ihrer Tage sind sie wie wir alle.

Behandlung der Melancholie

Zur Behandlung der Melancholie und der Manie werden in erster Linie Arzneimittel eingesetzt. Schlafentzug und Elektrostimulation sind ebenfalls antidepressiv sehr wirksam, in bestimmten Fällen auch Lichttherapie. Auch zur Vorbeugung von Rückfällen werden Arzneimittel verwendet.

Psychotherapie ist im allgemeinen bei der Behandlung von manisch-melancholischen Stimmungsänderungen ohne ausreichende Wirkung. Das soll natürlich nicht heißen, daß dem Patienten das Gespräch mit seinem Hausarzt oder seinem Psychiater nicht hilft. Das ärztliche Gespräch kann sehr wohl helfen, mit dem Kranksein besser fertig zu werden, aber nicht, um die Krankheit selbst zu beseitigen. In hohem Maße hat man ein Bedürfnis nach solch einem Gespräch, sowohl wenn man krank ist als auch, wenn man sich gesund fühlt. Wenn man melancholisch ist, um zu erfahren, daß jemand an eine Besserung glaubt; wenn man gesund ist, um sich über seine vielleicht vorhandene Angst vor der Zukunft, seinen Widerwillen, regelmäßig zur Behandlungskontrolle gehen zu müssen und vieles mehr auszusprechen.

Arzneimittel
(Tri- und tetra-)zyklische Antidepressiva

Melancholien werden am häufigsten mit Arzneimitteln behandelt, die sich sowohl in ihrer chemischen Struktur als auch in ihrer Wirkung recht ähnlich sind. Da sie aus 3 oder 4 chemischen Ringen aufgebaut sind, nennt man sie »(tri- und tetra-)zyklische Antidepressiva«. Wenn ihre Wirkung im Prinzip auch gleich ist, so variiert sie doch hinsichtlich des Verhältnisses ihrer Hauptwirkungen – Stimmungsaufhellung, Aktivierung und Beruhigung – zueinander sowie hinsichtlich ihrer Nebenwirkungen. Dies gilt auch für neuere Antidepressiva (»2. Generation«) anderer chemischer Struktur, die sich noch am deutlichsten durch andere Dosierungen unterscheiden; sie haben auch andere und insgesamt wohl weniger Nebenwirkungen, aber leider keine bessere Wirksamkeit. Die nachstehenden Antidepressiva-Tabletten (-Dragées/-Kapseln) kann man gegenwärtig auf Rezept in deutschen Apotheken erhalten:

Chemische Bezeichnung	Handelsbezeichnung
1. Trizyklische Antidepressiva	
Amitriptylin	Laroxyl, Saroten, Tryptizol
Nortriptylin	Acetexa, Nortrilen
Amitriptylinoxid	Equilibrin
Dibenzepin	Noveril
Doxepin	Aponal, Sinquan
Imipramin	Tofranil
Clomipramin	Anafranil
Desimipramin	Pertofran
Lofepramin	Gamonil
Trimipramin	Stangyl
Melitracen	Trausabun
Noxiptilin	Agedal
Protriptylin	Maximed
2. Tetrazyklische Antidepressiva	
Maprotilin	Ludiomil
Mianserin	Tolvin
3. Andere Antidepressiva	
Fluvoxamin	Fevarin
Fluoxetin	Fluctin

In vielen Untersuchungen der letzten 30 Jahre wurde nachgewiesen, daß diese Antidepressiva bei 60–80% aller Melancholiker wirksam sind. In welcher Weise sie allerdings bei einer Melancholie wirken, weiß man bisher nicht mit Bestimmtheit. Es ist aber bekannt, daß sie auf die Amine wirken (das sind körpereigene Substanzen, die eine Botenfunktion zwischen den Nervenzellen haben), und man nimmt an, daß sie auf diese Weise die Melancholie beeinflussen. Man weiß also, *daß* die antidepressiven Medikamente wirken. Man weiß aber noch nicht sicher, *warum* sie wirken. Man weiß schließlich auch, daß die erwünschte antidepressive Wirksamkeit *erst nach* 10–20 Tagen deutlich wird.

Das vielleicht einzig Positive der ersten Tage nach Behandlungsbeginn, das man bemerken kann, ist eine bessere Nachtruhe. Ansonsten werden zunächst einmal nur unangenehme Nebenwirkungen verspürt: Mundtrockenheit, Schwindelanfälle, Schweißausbrüche, Leseschwierigkeiten.

Die **Mundtrockenheit** besteht womöglich bereits genauso lange wie die Depression. Doch die meisten bemerken sie kaum, bevor nicht eine zusätzliche Trockenheit im Munde durch die antidepressiven Tabletten hervorgerufen wird, und das mag sehr lästig sein. Es ist, als ob die

Speichelproduktion fast vollständig eingestellt ist; man hat Schwierigkeiten beim Sprechen und beim Schlucken der Speisen. Die einzige Möglichkeit, etwas dagegen zu tun, ist (zuckerfreies) Kaugummi zu kauen oder auch einen Pflaumenkern zu lutschen oder den Mund häufig mit kaltem Wasser auszuspülen.

Schwindelanfälle sind in der Regel nur problematisch bei Personen mittleren und höheren Alters. Das hängt mit einem leichten Abfallen des Blutdruckes zusammen, was an sich ganz harmlos ist. Es wird besonders bemerkt nach dem Aufstehen am Morgen oder wenn man sich aus einem Stuhl erhebt. Man merkt einen Moment, daß sich alles dreht, oder glaubt sogar, daß einem schwarz vor Augen wird. Doch dauert das nur einen kurzen Augenblick. In solchem Fall sollte man ½ bis 1 Minute auf der Bettkante sitzen bleiben, bevor man sich vollständig erhebt. Bei einigen wenigen älteren Patienten können Schwindelanfälle wegen Sturzgefahr ein so großes Problem darstellen, daß eine Behandlung mit Elektrostimulation vorgezogen werden sollte (s. S. 35f).

Bei einigen Patienten kann eine verstärkte **Schweißbildung** unangenehm sein. Sie kann unterschiedlich stark auftreten; und die verschiedenen Antidepressiva haben diese Nebenwirkung in unterschiedlichem Maße. Falls diese verstärkte Schweißbildung zu unangenehm wird, sollte ein anderes antidepressiv wirkendes Arzneimittel eingesetzt werden.

Antidepressiva beeinflussen die Nervenverbindungen zu den Augen, dem Darm und der Blase. Es können sich daher **Schwierigkeiten beim Lesen** einstellen, indem die Schrift undeutlich wird oder verschwimmt. Während einer Melancholie beobachtet man häufig eine **Verstopfung,** die durch Antidepressiva verstärkt werden kann. Ebenso können bei älteren Männern **Schwierigkeiten beim Wasserlassen** auftreten. Bei anderen wiederum kann ein leichtes **Zittern** der Hände beobachtet werden. **Müdigkeit** kann den Schlaf fördern und deshalb als angenehm empfunden werden, manche erleben sie aber tagsüber auch als störend. Übelkeit und Magenbeschwerden wurden bei neueren Antidepressiva (»selektive Serotonin-agonisten«) beobachtet. Die Nebenwirkungen können unangenehm sein. Aber es soll hervorgehoben werden, daß sie niemals organschädigend wirken. Oft bilden sie sich schon während der Behandlung in wenigen Wochen zurück. In jedem Fall aber verschwinden diese Nebenwirkungen sehr schnell und vollständig, wenn zu irgendeinem Zeitpunkt die Behandlung eingestellt wird.

Weitere Nebenwirkungen können sich am Herzen einstellen und in der Blutbildung zeigen. Der Arzt wird deshalb vor allem in den ersten Behandlungswochen das *EKG* und das *Blutbild* kontrollieren.

Oft stellt sich größere Empfindlichkeit gegenüber **Alkohol** während einer Behandlung mit Antidepressiva ein. Sie äußert sich möglicherweise durch Kopfschmerzen oder deutliches Unwohlsein, selbst nach sehr geringen Mengen von Alkohol und ist besonders in den ersten Tagen oder Wochen der Behandlung ausgeprägt.

Autofahren ist ein besonderes Problem. Bei Älteren ist die Neigung zu Schwindelanfällen ein klar umrissenes Phänomen, doch auch Jüngere sollten in der ersten Phase einer Behandlung mit Antidepressiva auf das Autofahren verzichten. Nach einigen Wochen hat sich bei gleichbleibender Dosis der Organismus darauf eingestellt, und dann kann man wieder anfangen.

Die **Wirkung anderer Medikamente,** die man vielleicht auch einnehmen muß, kann durch Antidepressiva verändert werden. So wird die Wirkung einiger Medikamente gegen Bluthochdruck abgeschwächt. Man soll deshalb jede Kombination mit dem Arzt besprechen und eine dem Arzt nicht bekannte Selbstmedikation unterlassen.

Nach 1, 2 oder 3 Wochen beginnen die Angehörigen vielleicht zu sagen, daß es einem besser geht. Selbst kann man noch nichts merken, und man hört ungläubig zu, was gesagt wird. Aber wenige Tage später merkt man vielleicht selbst eine leichte Besserung, zu Anfang nur gegen Abend. Es mag insgesamt ca. 2 Wochen dauern, bis man selbst eine Besserung verspürt.

In der Regel beginnt man eine Behandlung mit 50–100 mg eines zyklischen Antidepressivums am 1. Tag und steigert die Dosis mit 25 mg/Tag bis auf insgesamt 150–200 mg/Tag. Einige Ärzte teilen diese Dosis in 3 oder 4 Portionen/Tag auf; wir selbst ziehen es – besonders bei ambulanter Behandlung – vor, diese Dosis in nur 2 Portionen aufzuteilen, z. B. 8 Uhr und 22 Uhr oder sogar die gesamte Dosis gegen 22–23 Uhr. Wenn man die Melancholie überwunden hat, empfiehlt es sich, die Behandlung noch ½ Jahr fortzusetzen. Die Dosis sollte hierbei in den meisten Fällen zwischen 100 und 200 mg/Tag liegen. Einige ältere Patienten bauen das Medikament etwas langsamer ab und können daher mit einer kleineren Dosis auskommen.

Erst danach kann entschieden werden, ob eine Behandlung mit Tabletten fortgesetzt werden muß. Das hängt damit zusammen, daß die durchschnittliche Dauer einer unbehandelten Melancholie etwa ½ Jahr beträgt (s. S. 21). Die antidepressiven Tabletten beseitigen die Symptome, vermutlich aber nicht die körperliche Funktionsstörung, die der Melancholie zugrunde liegt. Daher ist die Fortsetzung der Behandlung so lange angezeigt, wie eine unbehandelte Melancholie gedauert hätte. Die voraussichtliche Dauer kann allerdings nur grob geschätzt werden. Bei den meisten Patienten können die Tabletten nach einem ½ Jahr abgesetzt werden, jedoch nur unter genauer Beobachtung – am besten durch den Patienten selbst. Im allgemeinen sollte die Dosis langsam, um jeweils nur 25 mg/Woche, herabgesetzt werden. Mit anderen Worten: Bei einer Behandlung mit 150 mg/Tag dauert es mindestens 6 Wochen, bis man ganz frei von Medikamenten ist. Aber während dieser 6 Wochen sollte man mindestens jede 2. Woche in Kontakt mit seinem Arzt sein, um zu besprechen, ob man eine Änderung verspürt, ob die Niedergeschlagenheit wieder ansteigt, ob einem die Aufgaben über den Kopf wachsen, ob man wieder an Schlafstörungen oder zu frühem Aufwachen leidet. Wenn ja, sollte die Dosis wieder um 25 mg/Tag erhöht werden.

Im Laufe von weniger als einer Woche wird man wiederum eine Besserung verspüren. Es dauert also weniger lange, eine günstige Wirkung während einer Behandlung zu erzielen als zu Beginn einer Behandlung. Verspürt man jedoch innerhalb der ersten Woche nach Heraufsetzen der Dosis keine Änderung, ist evtl. eine weitere Erhöhung der Dosis angezeigt.

Wie bereits erwähnt, muß möglicherweise bei einigen Patienten die Tablettenbehandlung jahrelang als Dauerbehandlung fortgesetzt werden (s. a. S. 64).

Zeigt eine Tablettenbehandlung keine positive Wirkung, dann kann gelegentlich auch noch ein Erfolg erzielt werden, indem die Behandlung durch intravenöse Infusionen intensiviert wird. Der Patient erhält dabei das aufgelöste und verdünnte antidepressive Medikament aus einer Tropfflasche über einen Schlauch durch eine Kanüle, die meist in die Armvene eingeführt wird. Die Tropfinfusion dauert 1–3 Stunden und wird in der Regel einmal täglich für 2–3 Wochen gegeben. Der Patient liegt während und auch noch etwas (ca. ½ Stunde) nach Beendigung der Infusion und sollte zumindest bei den ersten Behandlungen nicht allein sein. Vorübergehend können stärkere Dösigkeit, Unruhe und Schwindel während der Infusion auftreten. »Schlechte« Venen können zum Abbruch dieser Behandlungsform führen.

MAO-Hemmer

Einige Patienten reagieren nicht auf eine Behandlung mit den bisher genannten Antidepressiva. In diesem Fall wird der Arzt eine andere Gruppe von antidepressiv wirksamen Arzneimitteln versuchen, die sogenannten MAO-Hemmer. Die Bezeichnung stammt von dem Enzym her, das gehemmt oder beeinflußt wird: *M*ono-*A*min-*O*xidase = MAO.

Die erwünschte Wirkung tritt auch hier erst 2, 3, 4 oder 5 Wochen später, gelegentlich aber auch schon nach wenigen Tagen, ein. **Nebenwirkungen** sind Schlafstörungen und innere Unruhe. Bei Männern kann der Samenerguß (Ejakulation) erschwert sein. Das große Problem ist jedoch das Risiko, daß der Blutdruck plötzlich ansteigt, weil ein »Zusammenstoß« mit anderen Stoffen, die den Blutdruck beeinflussen, erfolgt. Zum Teil können es Arzneimittel sein, die eine verengende Wirkung auf die Blutadern oder auf die Schleimhäute haben (z. B. bei Lokalbetäubung oder bei Nasentropfen gegen Schnupfen), zum Teil aber auch verschiedene Getränke oder Lebensmittel: z. B. Bananen, Weintrauben, Käse, Rotwein, Lebensmittel aus Tiefkühltruhe und Konserve.

Diese gefährliche Nebenwirkung der Behandlung mit MAO-Hemmern infolge des Zusammentreffens mit anderen Arzneimitteln oder Lebensmitteln ist glücklicherweise sehr selten. Sie hat aber dazu geführt, daß eine solche Behandlung oft nur angewandt wird, wenn zyklische Antidepressiva oder auch Elektrostimulation ohne Erfolg versucht worden sind.

Allerdings konnten die MAO-Hemmer inzwischen weiterentwickelt werden. Sie wirken jetzt spezifischer (selektive MAO-A-Hemmung) und sind deshalb besser verträglich.

Behandlung mit Elektrostimulation

Gegen die schwersten Melancholien ist Elektrostimulation (ES) am wirksamsten. Sie wird auch Elektrokrampftherapie (EKT) oder fälschlicherweise »Elektroschock« genannt.

Sicher haben alle schon von der Behandlung mit »Elektroschock« gehört, entweder von Menschen, die in psychiatrischen Kliniken zur Behandlung gewesen sind (oder man ist selbst dort gewesen), oder aus der Tagespresse oder durch Filme. In der Presse oder im Film wird diese Behandlung oft als Strafe und Tortur dargestellt. Und es wird der Eindruck hervorgerufen, daß das Gehirn auf jeden Fall Schaden nimmt, was jedoch bei fachgerechter Behandlung nicht eintritt. Abgesehen vom eigenen Arzt erhält man Informationen mit dem größten Wahrheitsgehalt von Mitpatienten.

Elektrostimulation: Prinzip und Probleme

Vor 60 Jahren bemerkte ein ungarischer Arzt, daß Patienten mit Schizophrenie*, die auch an Epilepsie litten, nach einem oder mehreren Krampfanfällen häufig eine kurzzeitige Besserung verspürten. Dieser Arzt führte daher eine Schizophreniebehandlung in der Weise ein, daß er auf chemischem Wege einen Krampfanfall hervorzubringen suchte. Das gleiche Ziel wurde später von italienischen Ärzten durch elektrisch ausgelöste Krämpfe leichter und schonender erreicht. Doch bald zeigte sich, daß diese Behandlung mit Krämpfen bei Schizophrenen nur eine kurzzeitige oder schwache Wirkung hatte; gleichzeitig aber wurde beobachtet, daß Elektrostimulation in sehr vielen Fällen eine Melancholie, für die es bis dahin praktisch keine wirksame Behandlung gab, in sehr kurzer Zeit beseitigen konnte.

Es ist durchaus denkbar, daß sowohl zyklische Antidepressiva als auch andere chemische Wirkstoffe mit der Zeit die Elektrostimulationsbehandlung vollständig ersetzen können. Es muß aber auch gesagt werden, daß die Elektrostimulation bei schweren Formen der Melancholie auch heute noch die wirksamste Behandlungsmethode ist, d.h., sie bietet im Vergleich zu den anderen antidepressiven Behandlungsverfahren die größte Erfolgschance, die Wirkung tritt wahrscheinlich etwas schneller ein, und sie ist möglicherweise bei manchen Melancholien die einzig wirksame Behandlung.

Die Elektrostimulation löst die höchstmögliche Aktivität sämtlicher Hirnteile auf einmal aus, genauso wie bei einem spontanen Krampfanfall. Aus diesem Grunde treten auch kräftige Muskelzuckungen im ganzen Körper auf. Diese sind jedoch für die Wirkung auf eine Melancholie nicht erforderlich, so daß man heute zuerst für eine totale Erschlaffung der Muskeln des Patienten sorgt. Muskelerschlaffung bedeutet in diesem Zusammenhang, daß die Muskeln nicht mehr auf Arbeitsbefehle des Nervensystems reagieren. Das Prinzip ist von dem Pfeilgift Curare bekannt, mit dem Südamerikas Indianer ihre Wildvögel verlegten. Die Arzneimittelindustrie hat hieraus eine Reihe Arzneimittel entwickelt, deren Wirkung nur ganz kurz, nur wenige Minuten andauert. Von der Muskelerschlaffung verspürt man nichts, da man zuvor durch eine Kurznarkose betäubt wird.

---

* Eine schwere psychische Krankheit, die u.a. durch das Gefühl, nicht mehr man selbst zu sein, unter fremdem Einfluß zu stehen, durch Sinnestäuschungen und objektiv unbegründete Überzeugungen, z.B. verfolgt zu werden, sowie durch Störungen des Denkens charakterisiert ist.

Es wird außerdem Sauerstoff zugeführt, so daß die Versorgung des Gehirns vollkommen sichergestellt ist, wenn ein durch Elektrostimulation ausgelöster Anfall die Hirnzellen stark beansprucht.

Aber es gibt weiterhin ein deutliches Problem bei der Elektrostimulation: ihren Einfluß auf das Gedächtnis.

Unter Gedächtnis kann man sich verschiedenes vorstellen. Die eine Seite ist die Fähigkeit, sich an etwas zu erinnern (etwas wiederzuerkennen, sich etwas ins Gedächtnis zurückzurufen), was früher passiert ist: Wann ist der Geburtstag von Tante Emma? Wo waren wir letztes Jahr während der Sommerferien? Die andere Seite des Gedächtnisses ist die Fähigkeit, etwas zu lernen (sich etwas zu merken, zu erlernen): Was stand heute in der Zeitung? Wie sind die neuen Geschwindigkeitsregeln? Dieses Lernvermögen kann durch die Elektrostimulation kurzzeitig geschwächt werden.

Es soll jedoch angemerkt werden, daß nicht alle Patienten von dieser Schwächung betroffen werden. Ein Drittel wird praktisch nichts merken, ein weiteres Drittel wird leicht betroffen sein, und schließlich wird das letzte Drittel dadurch deutlicher beeinträchtigt sein. Das hält jedoch nicht an. Das Gedächtnis wird deutlich besser werden und bei den meisten nach wenigen Wochen wieder zufriedenstellend funktionieren. Bei manchem mag es etwas länger dauern, aber nach 2–3 Monaten wird das Gedächtnis auch bei ihnen genauso wieder arbeiten wie früher. Es gibt auch melancholische Patienten mit Klagen über Gedächtnisstörungen *vor* der Elektrostimulation, die mit Abklingen der Depression unter dieser Behandlung verschwinden.

Der Strom wird durch 2 Elektroden (kleine Scheiben von der Größe eines Fünfmarkstückes) zugeführt, die früher an jeder Schläfe angelegt wurden. Heute werden sie jedoch meist an der gleichen Kopfseite angebracht, um eine Beeinträchtigung des Lernvermögens zu vermeiden. Man löst dadurch eine ähnlich kräftige Gehirnaktivität aus (mit entsprechender positiver Wirkung auf die Melancholie), aber die Nebenwirkung auf das Gedächtnis ist erheblich geringer.

Unsere beiden Gehirnhälften, die rechte und die linke, wirken nicht gleichartig; sie ergänzen sich gegenseitig und wirken zusammen. In der einen Hälfte befindet sich das Sprechzentrum, bei Rechtshändern in der Regel in der linken Hirnhälfte, bei Linkshändern kann es sowohl rechts als auch links sein. Die Hirnhälfte, die das Sprechzentrum enthält, wird oft die dominante Hirnhälfte genannt. Die 2 Elektroden werden über der nichtdominanten Hirnhälfte angebracht (d. h. bei Rechtshändern über der rechten

Hirnhälfte). Hierbei wird das sprachliche Lernvermögen wesentlich weniger beeinflußt als bei der Technik mit jeweils einer Elektrode für jede Schläfe; jedoch wird die räumliche Orientierung etwas mehr beeinflußt. In der modernen Gesellschaft ist das Sprachliche am wichtigsten: für Bücher, Radio, Fernsehen, Briefe usw. Die meisten werden sich daher weniger beeinflußt fühlen von der einseitigen Elektrostimulation über der nichtdominanten Hirnhälfte. Bei den allerschwersten Melancholien aber wird die doppelseitige Behandlung nach wie vor angewendet, da die Wirkung so am deutlichsten einsetzt und dabei das Risiko einer möglichen vorübergehenden Beeinträchtigung des Gedächtnisses gegen das Risiko eines melancholischen Selbstmordes abgewogen werden muß.

Wie läuft die Elektrostimulationsbehandlung ab?

Während einer Elektrostimulationsbehandlung befindet man sich normalerweise im Krankenhaus. Wenn irgend möglich, sollte die Elektrostimulationsbehandlung sehr gründlich mit den behandelnden Ärzten besprochen werden. Jedoch ist man manchmal nicht dazu in der Lage, wenn man zu krank ist. Man glaubt vielleicht selbst nicht, daß etwas getan werden kann. Und so begnügt man sich ohne Anteilnahme mit der Feststellung, daß irgend jemand sagt, dies oder das kann und muß getan werden. Der Arzt wird in solchen Fällen versuchen, Angehörige zu informieren, die das Vertrauen des Patienten besitzen. Manchmal muß der Arzt auch die Einsetzung eines Betreuers in Erwägung ziehen (s. S. 80f).

Sehr selten verhindert eine körperliche Krankheit, daß eine Elektrostimulationsbehandlung durchgeführt wird. Ältere und herzschwache Patienten vertragen diese Behandlung sogar besser als eine Behandlung mit Antidepressiva.

Die erste Behandlung wird verständlicherweise von viel Unruhe und Nervosität begleitet sein. Wenn man aber erlebt hat, daß alles ganz friedlich verläuft, wird man der nächsten Behandlung schon entspannt entgegensehen, besonders wenn die ersten positiven Wirkungen eintreten. Man verspürt sie manchmal schon nach 2, oft aber nach 4–6 Behandlungen, die in der Regel 2- bis 4mal wöchentlich durchgeführt werden. Die meisten Patienten werden 6–10 Behandlungen benötigen, einige wenige bis 12 oder 14. Wie häufig bei einer Melancholiebehandlung, bemerken die »anderen« (Angehörige und Krankenhauspersonal) eine Besserung viel früher als man selbst. Die Schwächung des Lernvermögens kann als unangenehm empfunden werden. Obwohl dies bei vielen gar nicht eintritt, ist es nach wie vor unser größtes Problem bei der Elektrostimulationsbehandlung. Die meisten werden 1–3 Wochen nach Behandlungsabschluß ihre normale Arbeit wieder aufnehmen können. Wie erwähnt, wird man 1–3 Monate später im Erinnerungs- und Lernvermögen keinen Unterschied mehr im Vergleich zu der Zeit vor der Krankheit feststellen können.

Wann soll eine Elektrostimulationsbehandlung, wann eine Tablettenbehandlung durchgeführt werden?

Viele Umstände spielen eine Rolle:

Das Alter.

Je älter man ist, um so größer ist das Risiko für eine Herz- und Kreislaufschwäche. Das bedeutet eine deutlichere Reaktion auf den leichten Blutdruckabfall bei der Tablettenbehandlung (Schwindelanfälle, »Schwarz-vor-Augen«). Da selbst Patienten mit einer ausgesprochenen Herz- und Kreislaufschwäche eine Elektrostimulationsbehandlung im allgemeinen gut vertragen, wird man diese Therapie häufiger bei Patienten anwenden, die älter als 65–70 Jahre sind.

Herz- und Gefäßkrankheiten.

Hier gilt das gleiche: Die Elektrostimulationsbehandlung wird bevorzugt, da sie eine geringere Belastung für Herz und Kreislauf darstellt als eine medikamentöse Behandlung mit zyklischen Antidepressiva.

Lungenkrankheiten.

Hierbei können manchmal Probleme wie Atemnot infolge Verschleimung bei wiederholten Betäubungen auftreten. Die Tablettenbehandlung wird daher vorgezogen.

Schwere der Melancholie.

Für die Elektrostimulationsbehandlung sprechen: sehr ernstes Krankheitsbild mit starken Selbstmordgedanken oder, wenn man weder Nahrung noch Flüssigkeit zu sich nimmt. Wenn man nicht mindestens 1 l Flüssigkeit täglich zu sich nimmt, kann eine weitere Verschlechterung des Zustandes eintreten.

Erfolglosigkeit der medikamentösen Behandlung.

Wenn die Tablettenbehandlung nicht den gewünschten Erfolg gehabt oder nicht ausgereicht hat, kann eine Elektrostimulationsbehandlung noch erfolgreich sein.

Behandlung durch Schlafentzug

Gelegentlich berichteten Patienten, daß sie eine beginnende Melancholie bekämpfen konnten, indem sie sich eine ganze Nacht wachhielten, sich durch verschiedene Tätigkeiten selbst am Einschlafen hinderten. Es mag zunächst widersinnig erscheinen, daß Schlafentzug (SE) antidepressiv wirkt, wo doch die meisten depressiv Kranken sowieso an Schlafstörungen leiden. Die systematische Überprüfung der Selbstbeobachtungen von melancholisch Kranken hat aber gezeigt, daß ein vollständiger Schlafentzug die Melancholie abschwächen oder gar unterbrechen kann. Manchmal hilft auch ein teilweiser (»partieller«) Schlafentzug, zu dem man zwischen 1–2 Uhr nachts geweckt wird. Leider tritt die antidepressive Wirkung keineswegs bei allen Arten von Depression ein. Vor allem aber hält die Wirkung in der Regel nur 1–2 Tage an. Schlafentzug kann deshalb nicht allein, sondern nur zusätzlich zu anderen antidepressiven Behandlungen eingesetzt werden. Er vermag aber das Leid des Kranken wenigstens vorübergehend zu erleichtern. Der Kranke kann so selbst erfahren, daß »sich etwas tut«, daß »doch nicht alles hoffnungslos« ist.

Behandlung mit Licht

Bei manchen Patienten tritt die Melancholie immer nur im Herbst oder Winter auf. Man spricht dann auch von Winterdepression (»saisonale affektive Erkrankung«). In solchen Fällen hat die Anwendung von Licht in einer Stärke von mindestens 2500 Lux antidepressive Wirkung gezeigt. Man sitzt bei dieser Behandlung täglich morgens (und abends) 2(−4) Stunden vor einem Gerät, daß durch Leuchtröhren die notwendige Lichtstärke erzeugt. Reicht die antidepressive Wirkung innerhalb von einer Woche nicht aus, muß mit Antidepressiva kombiniert werden.

Was tun, wenn die Behandlung erfolglos scheint?

Immer wieder einmal kommen Patienten, deren Depression trotz Wochen oder gar Monate dauernder Behandlung nicht weichen will. Dafür kann es viele Gründe geben: zusätzliche körperliche Krankheiten oder Behinderungen, ungelöste Konflikte in der Familie oder am Arbeitsplatz, oder auch, weil die für den Kranken zutreffende Behandlung noch nicht ermittelt oder unzureichend durchgeführt wurde. So sind die Möglichkeiten einer medikamentösen Behandlung erst dann wirklich geprüft, wenn ein Antidepressivum genügend lange, d. h. 3–6 Wochen, und in genügender

Dosis tatsächlich eingenommen wurde. Gelegentlich sind Patienten oder ihre Angehörigen zu ungeduldig und drängen den Arzt zu früh, das Arzneimittel wegen scheinbarer Erfolglosigkeit zu wechseln. Andere Patienten kommen auf keine wirksame Konzentration des Arzneimittels im Blut, weil sie es nicht nach Vorschrift einnehmen, oder weil sie wegen Nebenwirkungen die erforderliche Dosis nicht erreichen, oder vielleicht auch, weil eine Besonderheit ihres Stoffwechsels dazu führt, daß das Arzneimittel zu wenig aus dem Darm aufgenommen oder aber zu schnell aus dem Körper wieder ausgeschieden wird. Einige dieser Gründe kann man nur durch Blutuntersuchungen herausbekommen, andere nur durch eingehende Gespräche mit dem Patienten und ein zutreffendes Verständnis seiner Lebenssituation.

Dauert eine Melancholie trotz Behandlung länger als 3 Monate, dann sollten Patienten und Arzt eine Behandlung in der Klinik ins Auge fassen. Dort kann weiter nach den Gründen des ausbleibenden Behandlungserfolges gesucht werden; vor allem aber können die wirklich vielfältigen antidepressiven Behandlungsmöglichkeiten in der Klinik ganz systematisch und oft auch intensiver als in der Praxis eingesetzt werden. Dazu gehört u. a. eine bestimmte Reihenfolge verschiedener Behandlungsschritte (»Stufenplan«); in einigen dieser Behandlungsstufen werden verschiedene antidepressive Behandlungsverfahren miteinander kombiniert, z. b. Schlafentzug und ein Antidepressivum, oder ein Antidepressivum mit Lithium (s. S. 45f), aber auch mit körpereigenen Stoffen wie Tryptophan oder Schilddrüsenhormon. In der Klinik kann die Wirksamkeit der Behandlung auch sehr regelmäßig und sehr genau überprüft werden.

Rückfall während der ersten Monate nach der Gesundung

Oft ist man nach Abklingen der Melancholie noch eine Zeitlang empfindlicher, verletzlicher als sonst. Belastungen sollte man deshalb meiden, insbesondere auch »Erholungs«-reisen oder Kuren, die einen aus seiner vertrauten Umgebung herausreißen. (So kann übrigens auch eine beginnende Melancholie erst richtig zum Ausbruch kommen, wenn man dem vorher gut gemeinten Rat folgt und verreist, »um auf andere Gedanken zu kommen«.) Kommt es aber zu einem Rückfall, dann kann erwartet werden, daß die gleiche Behandlung wieder erfolgreich ist (vielleicht ist es auch nur die »alte Depression«, bei der die Behandlung zu früh beendet wurde). Das spricht also dafür, die Tablettenbehandlung wieder aufzunehmen. Aber auch wenn man innerhalb der letzten Monate mit Elektrostimulation behandelt wurde, spricht dies ebenfalls für eine Tablettenbehandlung – unabhängig davon, ob die Elektrostimulation erfolgreich war oder nicht: Ein schneller Rückfall deutet darauf hin, daß eine langdauernde Behandlung angezeigt ist, viele Monate, vielleicht sogar Jahre, und hierbei ist die tägliche Einnahme von antidepressiven Tabletten Serien von Elektrostimulationsbehandlungen vorzuziehen.

Behandlung der Manie

Die Behandlung der Manie wird mit antipsychotischen Arzneimitteln oder mit Lithium durchgeführt.

Behandlung mit antipsychotischen Arzneimitteln

Die meisten Manien werden mit sogenannten antipsychotischen Arzneimitteln behandelt. Sie werden auch Neuroleptika genannt. Ihre Bezeichnung rührt daher, daß sie bei einer großen Gruppe von Geistesstörungen, den sogenannten schizophrenen Psychosen (= Erlebnisspaltungs-Krankheiten) eingesetzt werden. Diese Arzneimittel haben eine günstige **Wirkung** auch bei Manien, jedoch eine geringe oder keine Wirkung bei den meisten Depressionen.

Einige der antipsychotischen Arzneimittel (Neuroleptika), die bei der Behandlung der Manie in Deutschland häufig angewandt werden, sind:

Chemische Bezeichnung	*Handelsbezeichnung*
Haloperidol	Haldol
Flupenthixol	Fluanxol
Perazin	Taxilan
Laevomepromazin	Neurocil
Clozapin	Leponex

Von den antipsychotischen Mitteln wird zur Behandlung am häufigsten Haloperidol ausgewählt, weil von dieser Substanz angenommen wird, daß sie die Manie schneller dämpft als alle anderen antipsychotisch wirkenden Stoffe – auch schneller als Lithium.

Die Dosis beträgt in der Regel 2–10 mg, 2- bis 3mal täglich. Haloperidol kann in Tablettenform, als Tropfen oder als Injektion gegeben werden. Es muß einige Tage eingenommen werden, bevor man eine Wirkung auf das krankhaft erhöhte Antriebs- und Stimmungsniveau verspürt. Dagegen kann man möglicherweise bereits nach der ersten Einnahme der Medikamente unerwünschte Wirkungen (= Nebenwirkungen) verspüren.

Die **Nebenwirkungen** stammen von einem Gehirnzentrum, das den Spannungsgrad der Muskeln (Tonus) und das Gleichgewicht zwischen Beuge- und Streckmuskeln reguliert. Die Nebenwirkungen gehören zu einer Gruppe, werden aber unterschiedlich wahrgenommen:

→ Muskelkrämpfe,
→ innere Unruhe in den Beinen,

→ Zittern der Hände,
→ steifer Gang.

Es gibt Arzneimittel, die diesen Nebenwirkungen entgegenwirken, und sie sprechen in den meisten Fällen an. Diese Arzneimittel werden häufig Antiparkinsonmittel genannt, da sie auch bei Schüttelkrankheit (Parkinson-Krankheit) eingesetzt werden. In Deutschland wird vor allem folgendes Arzneimittel eingesetzt:

Chemische Bezeichnung   *Handelsbezeichnung*
Biperiden   Akineton

Muskelkrämpfe kommen und verschwinden schnell. Sie können bereits nach einer der ersten Dosen einsetzen, beispielsweise in der Weise, daß Schwierigkeiten beim Öffnen des Mundes auftreten oder daß der Hals sich steif anfühlt und nur schwer bewegt werden kann. Dies wird auf den Patienten und die Angehörigen alarmierend wirken, aber die Muskelkrämpfe verschwinden wie »Tau in der Morgensonne«, wenn eines der »Gegenmittel« entweder in Tablettenform oder in besonders schweren Fällen als Injektion gegeben wurde.

Die **innere Unruhe in den Beinen** äußert sich in der Weise, daß man dauernd umhergehen muß. Man kann keine Ruhe finden, wenn man sich auf einen Stuhl setzt; die ganze Zeit muß man die Stellung ändern. Die Umgebung kann den falschen Eindruck bekommen, daß der Patient sich psychisch wieder verschlechtert hat. Tatsächlich aber hat er sich psychisch gebessert, verspürt allerdings gleichzeitig auch eine Nebenwirkung der angewandten Medizin.

Zittern der Hände gehört zu den manchmal recht deutlich sichtbaren Nebenwirkungen. Diese unerwünschte Wirkung wird oft in Zusammenhang mit einer gewissen Steifheit des Ganges beobachtet. Beides tritt häufiger bei älteren Patienten auf, während bei jüngeren Muskelkrämpfe vorherrschen. Auch bei diesen Nebenwirkungen haben die »Gegenmittel« einen Erfolg.

In diesen Fällen wird es oft erforderlich sein, die »Gegenmedizin« über längere Zeit hinweg zu nehmen. Aber wenn Haloperidol länger als einen Monat eingesetzt werden muß, sollte nach einigen Wochen geprüft werden, ob auch die »Gegenmedizin« weiterhin genommen werden muß. Häufig wird es sich zur großen Überraschung zeigen, daß die Nebenwirkungen trotz Absetzen der »Gegenmedizin« nicht wieder auftauchen. Eine Erklärung hierfür ist schwierig, aber die Erfahrung lehrt es.

Die erhofften Wirkungen von Haloperidol zeigen sich im Laufe von einem oder mehreren Tagen, sowohl für den Patienten als auch für die Umgebung. Zuerst dadurch, daß die pausenlose Aktivität und Geschäftigkeit vermindert werden, oder dadurch, daß der Betroffene zum erstenmal seit Wochen oder Monaten 4, 6 oder 8 Stunden durchschlafen kann. Im Laufe der darauffolgenden Tage schlägt die Wirkung deutlich durch, man kann seine Gedanken besser sammeln, der Redestrom nimmt ab, und die Ideen werden weniger utopisch. Nach und nach stellt man auch selbst fest, daß das Stimmungsniveau sich dem Normalen nähert.

In einigen Fällen ist eine Haloperidolbehandlung nur während weniger Wochen erforderlich, in anderen Fällen dagegen für 2–4 Monate, die gleiche Zeit also, die eine unbehandelte Manie dauert.

Die Behandlung mit den anderen antipsychotischen Medikamenten ist im Prinzip gleich. Bei manchen treten weniger Störungen der Muskulatur auf, dafür aber häufiger leichte Blutdrucksenkungen und auch Müdigkeit.

Behandlung mit Lithium

Lithium ist das Arzneimittel mit der spezifischsten Wirkung bei manischen Zuständen. Aber warum wird Haloperidol dann zuerst genannt? Weil Haloperidol schneller wirkt. Aus diesem Grunde behandeln wir die meisten Manien mit Haloperidol oder anderen Neuroleptika, denn wenn man sich wochenlang in einem manischen Zustand befunden hat, braucht man schnelle Hilfe.

An dieser Stelle soll die Wirkung des Lithiums bei Manie nur kurz erwähnt werden. Ausführlich wird es in Verbindung mit seiner Anwendung zur Vorbeugung von neuen manischen und depressiven Phasen beschrieben. Dabei hat Lithium seine große bahnbrechende Bedeutung gezeigt (s. S. 49f). Wenn Lithium bei einer Manie angewandt wird, so ist die Dosis in der Regel etwas größer als bei seiner vorbeugenden Anwendung. Aber selbst dabei dauert es oft 5, 7 oder 10 Tage, bis eine Wirkung zu verzeichnen ist, und weitere 1–2 Wochen bis zur Beendigung einer Manie. Auf der anderen Seite fühlen manche, daß Lithium einen manischen Zustand auf eine mehr »natürliche« Art und Weise dämpft.

Was die **Nebenwirkungen des Lithiums** in der frühen Behandlungsphase angeht, so bemerkt man hierbei in erster Linie Durstgefühl und ein Zittern der Hände, das sich sehr rasch zeigen kann. Aber in einem manischen Zustand ist man selten davon unangenehm berührt. Es ist, als ob man alles sehr großzügig betrachtet, auch die unerwünschten Wirkungen der Medikamente.

Wann werden antipsychotische Tabletten, wann wird Lithium eingesetzt?

Wie aus den vorhergegangenen Bemerkungen deutlich wird, ziehen wir in den meisten Fällen für die Behandlung manischer Phasen antipsychotische Medikamente (so z. B. Haloperidol, Laevomepromazin, Clozapin) vor, und zwar weil Haloperidol eine schnellere Wirkung zeigt, denn der Patient benötigt in der Regel eine schnelle Hilfe. Auf der anderen Seite wirkt Lithium auf irgendeine Weise präziser. Die Patienten, die beides probiert haben, sagen, daß die Behandlung mit Lithium angenehmer gewesen sei. Sie fühlten sich viel weniger beeinflußt, fühlten sich mit Lithium »freier« als mit Haloperidol. Wenn also die manische Phase weniger ausgeprägt und deswegen die antimanische Wirkung nicht so unverzüglich erforderlich ist oder wenn man früher bei Haloperidol besonders unangenehme Nebenwirkungen verspürte, dann ist eine Lithiumbehandlung angezeigt.

Werden Neuroleptika, z. B. wegen Nebenwirkungen, abgelehnt, obwohl sie bei stärkeren Manien angezeigt sind, dann kann auch Carbamazepin in einer Dosis von täglich 600–1200 mg versucht werden. Es wirkt schneller und stärker antimanisch als Lithium und führt nicht zu den motorischen Störungen der Neuroleptika.

Rückfall während der ersten Monate

Bei zu schnellem Absetzen von Haloperidol oder Lithium kann im Laufe von Tagen oder Wochen ein Rückfall auftreten. Es wird dann angebracht sein, die vorzeitig abgeschlossene Behandlung wieder aufzunehmen. Gleichzeitig soll die Frage gestellt werden: Ist es an der Zeit, eine vorbeugende Behandlung gegen erneute Rückfälle einzuleiten?

Vorbeugung von Manie und Melancholie

Mit Vorbeugung kann vieles gemeint sein. Mit einer Pockenschutzimpfung konnte man verhüten, daß die Bevölkerung diese gefürchtete Krankheit überhaupt bekam, obwohl sie einer Ansteckung ausgesetzt war – im schlimmsten Fall wurden die Menschen davon in einer abgeschwächten Form befallen, so daß sie anschließend »nur« pockennarbig aussahen, statt zu sterben. Mit der Einnahme von Tabletten gegen Malaria kann man zwar nicht verhüten, daß man von infizierten Mücken mit Malaria angesteckt wird, aber man kann damit dafür Sorge tragen, daß die Malariaerreger abgetötet werden, bevor sie sich im Körper vermehren können. In beiden Fällen handelt es sich um Verhaltensmaßregeln, die nur dann wirksam sind, wenn man sie einhält, bevor man von außen angegriffen wird.

Die Pockenschutzimpfung mußte zur Pflicht gemacht werden, um die gesamte Bevölkerung zu schützen (Kinder konnten bis vor kurzem nicht in die Schule kommen, wenn sie nicht ein entsprechendes Pocken-Impfzeugnis mitbrachten). Zahlreiche Menschen werden nach wie vor von Malaria befallen, wenn sie während ihres Aufenthaltes in gefährdeten Gebieten ihre Tabletten nicht wöchentlich eingenommen hatten (oder vergessen hatten, diese bis zu 5 Wochen nach Rückkehr einzunehmen).

Bei Pocken und Malaria kann durch einen sehr bescheidenen Einsatz alles in Form von Sicherheit und Gesundheit gewonnen werden. Das Verhältnis von Risiko zu Nutzen ist sehr günstig. Die Pocken konnten weitgehend ausgerottet werden, und Komplikationen der Pockenschutzimpfung traten sehr selten auf. In den allermeisten Fällen hält der Schutz gegen die Krankheit an, und man ist dadurch ebensowenig wie auch durch die medikamentöse Vorbeugung gegen Malaria beeinträchtigt. Man kann vollauf tätig sein, während man gesund und munter und im Besitz seiner vollen Handlungsfreiheit und seines Urteilsvermögens ist. Auch hat man dabei nicht bereits eine Krankheitsepisode hinter sich, die man am liebsten vergessen will.

Das ist von Bedeutung, weil das Bedürfnis nach Vergessen von Krankheit und Krankenhaus die regelmäßige Einnahme von Tabletten so schwer werden läßt; denn sie ruft ja gerade das in Erinnerung zurück, was man vergessen – oder verdrängen will. All das macht es weitaus schwieriger, nüchtern und distanziert seine Vergangenheit und seine Zukunft zu sehen. Wenn man zu den Menschen gehört, die Neigung zu zahlreichen melancholischen oder manischen Phasen haben, muß man sich eines Tages entscheiden, ob man einen Versuch wagen soll, neuen Krankheitsphasen vorzubeugen. Das bedeutet tägliche Tabletteneinnahme und regelmäßige Besuche beim Hausarzt oder beim Nervenarzt oder im Krankenhaus. Darüber hinaus bedeutet das auch, daß man seine Krankheit nicht vergessen kann.

Wann ist Vorbeugung angezeigt?

Es ist schwer, eine klare Aussage zu machen, aber eine Richtschnur kann in folgender Vorgeschichte gesehen werden:
- mindestens 2 Phasen innerhalb des letzten Jahres oder
- mindestens 3 Phasen innerhalb der letzten 3 Jahre.

Erst bei einer derartigen Häufigkeit sieht man selbst die Notwendigkeit ein. Und man muß die Entscheidung selbst treffen! Wenn man krank ist, manisch oder melancholisch, oder andere Krankheiten hat, so ist man oft darauf angewiesen, mehr oder weniger blind den Ratschlägen des Arztes zu folgen. Das ist der Fall, wenn man Magenschmerzen hat oder der Chirurg sagt, daß man eine Blinddarmentzündung hat und operiert werden muß. Und das ist auch der Fall, wenn man eine schwere Melancholie hat und der Psychiater sagt, daß man Antidepressiva einnehmen oder eine Elektrostimulationsbehandlung vornehmen lassen muß.

Aber bei einer vorbeugenden Behandlung ist die Situation eine andere. Hierbei ist der eigene aktive Einsatz sowohl zum Entschluß als auch zur Durchführung erforderlich – nicht nur der passive, der das Handeln des anderen akzeptiert. Gleichzeitig ist es kein Entschluß innerhalb von Minuten, Stunden oder Tagen. Es kann gut und gern Wochen, Monate und sogar Jahre dauern, bis man sich von Nutzen und Notwendigkeit einer vorbeugenden Behandlung überzeugt hat.

Wenn die vorbeugende Behandlung wirklich Erfolge haben soll, so muß sie eine sehr lange Zeit durchgeführt werden, d. h. in der Regel über viele Jahre hinweg. Lassen Sie es uns auf folgende Weise erklären: Wenn man eine vorbeugende Behandlung beginnen will, weil man während der letzten 3 Jahre 3 manische oder melancholische Phasen gehabt hat, so ist eine gleich lange Zeit – d. h. mit anderen Worten auch 3 Jahre – erforderlich, bis Arzt und Patient einen Eindruck bekommen haben, ob die vorbeugende Behandlung hilft, wirklich hilft. Und wenn sie wirklich hilft, dann wissen wir nicht, wie lange weiterbehandelt werden muß. Nach unserer bisherigen Kenntnis hält der rückfallverhindernde Schutz nur so lange an, wie behandelt wird. Das bedeutet auch, daß man einem Plan zur vorbeugenden Behandlung nicht zustimmen soll, wenn man in seinem Innern nur zu einem Zeitraum von 3, 6 oder 12 Monaten bereit ist. Selbstverständlich ist damit kein Vertrag unterschrieben, es ist höchstens ein mündliches Abkommen; aber man vergeudet sonst nur seine eigene Zeit – und die des Arztes und des Krankenhauses.

Auf der anderen Seite ist es auch klar, daß man zu jedem Zeitpunkt aufhören kann, wenn man zu den relativ wenigen Menschen gehört, die sehr ernste Nebenwirkungen durch die Behandlung verspüren. Auf diesen Punkt werden Patient und Arzt bei jedem Gespräch zurückkommen. Bei einer vorbeugenden Behandlung ist die Rolle des Arztes mehr die eines Ratgebers als die eines Behandelnden. Das ist eine verhältnismäßig neue Rolle für den Arzt, und auch er muß sich daran gewöhnen.

Die vorbeugende Behandlung hat ihren Wert in erster Linie durch die Anwendung des Lithiums bewiesen, aber in den letzten Jahren sind auch zyklische Antidepressiva bei Patienten angewandt worden, die Veranlagung zu wiederholten Melancholien haben (aber nicht bei einer Manie). Bleibt die vorbeugende Behandlung mit Lithium erfolglos oder kann Lithium wegen Nebenwirkungen nicht eingesetzt werden, kommt als Alternative auch Carbamazepin (oder Valproat) in Frage. Es kann mit Lithium kombiniert werden.

Lithium in der vorbeugenden Behandlung

Die Bedeutung des Lithiums in der Vorbeugung sowohl von Manie als auch von Melancholie ist wesentlich größer als seine Bedeutung in der Behandlung von manischen Zuständen (s. S. 45f).

Lithium ist ein Element (Grundstoff) wie Kohlenstoff, Stickstoff, Natrium und Kalium. In der Natur und in Arzneimitteln liegt es in Salzform vor. Einige Beispiele für Salze sind: Natriumchlorid (Kochsalz = gewöhnliches Salz) und Natriumkarbonat (Soda).

Entsprechend bildet auch Lithium eine Reihe von Salzen, wie z. B. Lithiumsulfat, Lithiumazetat und Lithiumkarbonat. Diese 3 Lithiumsalze sind zur vorbeugenden Behandlung von manisch-melancholischen Stimmungsänderungen eingesetzt worden. Sie werden gegenwärtig in deutschen Apotheken unter folgenden Namen geführt:

Chemische Bezeichnung	*Handelsbezeichnung*
Lithiumcarbonat	Hypnorex, Quilonum retard
Lithiumacetat	Quilonum
Lithiumsulfat	Lithium-Duriles

Einnahme von Tabletten

Die Tabletten werden gewöhnlich am Morgen und am Abend genommen. Es trifft nicht zu, daß Medizin immer 3mal täglich eingenommen werden soll. Gerade die Dosis zur Tagesmitte vergißt man am leichtesten, weil das bedeutet, daß die Tabletten zur Arbeit mitgenommen werden müssen – oder daß sie jedenfalls irgendwann mitten während der übrigen Tagesbeschäftigungen genommen werden müssen.

Wenn die Tablettendosis nur morgens und abends genommen wird, ist die beste Zeit: 8 und 22 Uhr. Morgens und abends soll man die gleiche Anzahl Tabletten einnehmen; bei ungleicher Anzahl: am Abend 1 Tablette mehr nehmen als am Morgen, z. B. 1 und 2. Achtung: Die Morgendosis muß an den Tagen mit Blutentnahme ausgesetzt werden bis nach dem Laboratoriumsbesuch.

Wenn es Schwierigkeiten gibt, selbst an die regelmäßige Einnahme der Tabletten zu denken, kann man in der Apotheke eine sogenannte Wochendosierungsschachtel bekommen. In dieser Schachtel gibt es Platz für jede Dosis, die im Laufe der Woche genommen werden muß. Sie wird zu Beginn der Woche gefüllt, und man hat jeweils einen Überblick über die regelmäßige Tabletteneinnahme. Man sollte auf keinen Fall versuchen, eine vergessene Dosis »nachzuholen«; ein Ausgleich findet im Laufe der Zeit statt. Insbesondere am Tag vor der Blutuntersuchung darf z. B. aus diesem Grunde unter keinen Umständen eine zusätzliche Tablette genommen werden, da dadurch ein gänzlich falsches Bild hervorgerufen und die erforderliche Dosis falsch nach oben oder nach unten eingestellt wird (s. u.). Sagen Sie Bescheid, und lassen Sie die Blutentnahme einige Tage aussetzen.

Die Tabletten sollen unzerteilt geschluckt werden, da sie bitter schmecken. Manche müssen mit etwas Flüssigkeit, Wasser o. ä. nachspülen, andere nehmen dazu Buttermilch oder Joghurt. Es ist unwichtig, ob man mehrere Stunden nichts gegessen hat oder gleichzeitig einen Bissen Brot zu sich nimmt. Doch darf die abendliche Tabletteneinnahme nicht nach 22 Uhr genommen werden (aus Rücksicht auf die Blutkontrolle: s. u.).

Wie viele Tabletten werden genommen?

– oder müssen genommen werden? Das wissen wir erst, wenn der Patient einige Tage Tabletten eingenommen hat, da die wirksame Menge im Blut (der sogenannte »Blutspiegel«) vom Körpergewicht (d. h. mit anderen Worten, in welcher Körpermasse sich das Lithium verteilen kann) und von der Funktionsfähigkeit der Nieren abhängt. Ein 20jähriger Mann mit 80 kg Körpergewicht benötigt, grob geschätzt, doppelt soviel Tabletten wie eine 60jährige Frau mit 50 kg Körpergewicht. Einen guten Überblick bekommt man durch Gabe einer ersten Lithiumdosis und anschließenden wiederholten Blutentnahmen und Urinsammlung während des ersten Tages. In den allermeisten Fällen beginnt man mit folgender Verordnung:

Jüngere Menschen:
1–2 Tabletten Quilonum retard = 1- bis 2mal 450 mg = 450–900 mg
(= 12–24 mmol Lithium)
oder
2–4 Tabletten Lithium-Duriles = 2- bis 4mal 330 mg = 660–1320 mg
(= 12–24 mmol Lithium)

Ältere Menschen:
1–2 Tabletten Lithium-Duriles = 1- bis 2mal 330 mg = 330–660 mg
(= 6–12 mmol Lithium)

Achtung! Die Dosis soll in 2 Portionen, sie kann aber auch auf einmal genommen werden: z. B. 4 Tabletten entweder als 2 + 2 oder 4 insgesamt am Abend. Nach der Blutentnahme am (4. und) 7. Behandlungstag erhält man nähere Anweisungen, in welchem Umfang die Dosis herab- oder heraufgesetzt werden muß.

»Blutspiegel«: Richtlinie für die Behandlung

Lithiumtherapie setzt eine regelmäßige Untersuchung von Blutproben voraus. Aus 2 Gründen:

- um sicherzustellen, daß man nicht *zu wenig* Lithium bekommt, und
- um sicherzustellen, daß man nicht *zu viel* Lithium bekommt.

Man stellt dies anhand der Konzentration des Lithiums im Blut, dem sogenannten »Blutspiegel« fest. Im allgemeinen gibt es diese Möglichkeit der Blutspiegelkontrolle noch nicht bei anderen Arzneimitteln, die zur Behandlung von psychischen Erkrankungen eingesetzt werden (in wenigen Fällen werden bereits entsprechende, aber wesentlich aufwendigere und teurere Laboratoriumsuntersuchungen der zyklischen Antidepressiva durchgeführt; ihre routinemäßige Einführung liegt aber leider noch ein Stück in der Zukunft).

Der Lithiumspiegel im Blut verändert sich natürlich in Abhängigkeit von der Tabletteneinnahme. Deswegen ist es außerordentlich wichtig, daß immer die gleiche Anzahl Stunden von der letzten Tabletteneinnahme bis zur Blutentnahme vergeht, im besten Fall 12 Stunden. Bei 11−13 Stunden bewegen wir uns aber innerhalb der Realität. Bei 10−14 Stunden haben wir den Zeitraum so weit ausgedehnt, daß man es kaum noch verantworten kann und darf. Wenn die Tabletten 2mal täglich genommen werden, d. h. am Morgen und am Abend, dann darf man also die Tabletten nicht an dem Morgen nehmen, an dem man zur Blutentnahme bestellt ist. Wenn man z. B. um 9 Uhr zur Blutentnahme bestellt ist, dann muß man die letzte Tablette 12 Stunden zurück, also am Abend davor um 21 Uhr eingenommen haben.

Wie hoch darf der Lithiumspiegel im Blut sein?

Ein Erfahrungswert, ermittelt durch die eben beschriebenen Blutuntersuchungen, 12 Stunden nach letzter Lithiumeinnahme, sagt uns:

0,6−1,1 mmol/l Blut.

Was heißt das? Und warum wird das in mystischen mmol anstelle von g oder mg angegeben?

Das hängt damit zusammen, daß unser Körper Gramm oder ein metrisches System nicht erkennt, wohl aber, im Gegensatz zu einem selbst, Moleküle, Atome oder Ionen, die Bausteinchen also, aus denen alle tote und lebende Materie besteht. Nimmt der Organismus soundsoviel Lithium durch Magen oder Darm auf, so sind das nicht soundsoviel Gramm Lithium. Es sind vielmehr soundsoviele Atome, die sich durch die Eingangsöffnungen der Schleimhäute drängen und die sich an den »Zählapparaten« mit anderen Molekülen herumschlagen, die auch hineinkommen wollen. Auch die Verteilung eines Stoffes wie Lithium zwischen dem Blut und den verschiedenen Organgeweben geht auf ähnliche Weise vor sich. Der Organismus erlaubt nur den Eintritt von soundsoviel Einheiten, also Atomen, Molekülen und Ionen, nicht aber einer bestimmten Gewichtsmenge. Aus diesem Grunde ist die Bestimmungseinheit am zweckmäßigsten, auf die der Organismus eingerichtet ist, und deswegen wird das in mmol Lithium ausgedrückt. mmol bedeutet Moleküle pro Volumen, gewöhnlicherweise also: mmol/l Blut.

So wird man es auf dem Untersuchungsbericht des Laboratoriums sehen. Und so steht es auch in der Nachricht für den Hausarzt.

12 Stunden nach der letzten Lithiumeinnahme soll der Blutspiegel also zwischen

0,6—1,1 mmol/l liegen.

Bei einem niedrigeren Blutspiegel als 0,6 mmol/l wird der vorbeugende Effekt nur gering sein. Bei einem höheren Blutspiegel als 1,1 mmol/l nähern wir uns dem Risikobereich für eine Lithiumvergiftung.

Lithiumvergiftungen sind oft dadurch verursacht worden, daß Patient oder Arzt die Spielregeln nicht eingehalten haben.

Bei einem Blutspiegel von

→ 1,2—1,6 mmol/l muß die Dosis herabgesetzt werden,
→ 1,7—1,9 mmol/l muß die Lithiumeinnahme bis auf weiteres eingestellt werden,
→ 2,0 mmol/l oder höher muß man sofort in das Krankenhaus eingeliefert werden, da man schon oder beinahe mit Lithium vergiftet ist.

Aber: Dies gilt für Blutproben, die 12 Stunden nach der letzten Lithiumeinnahme eingenommen worden sind. Hat man aber nur 1 oder 2 Stunden vor der Blutentnahme Lithium eingenommen (entweder weil man vergessen hat, am Tag der Blutentnahme diese Dosis auszulassen oder weil man aus Angst oder Unsicherheit sich nicht genau erinnern kann, ob man nun wirklich regelmäßig seine Tabletten eingenommen hat und nun durch eine Extradosis den Schaden wiedergutmachen will), so riskiert man, daß ein viel zu hoher Blutspiegel gemessen wird. Dieser falsche hohe Wert veranlaßt den Arzt, sofort und umgehend den Patienten wegen Verdacht einer Lithiumvergiftung zur Beobachtung ins Krankenhaus einzuweisen. Bei ganz regelmäßiger Tabletteneinnahme und voller Offenheit bei evtl. Vergeßlichkeit passieren solche Dinge recht selten.

Lithiumvergiftung

Die ersten Anzeichen für eine Lithiumvergiftung sind Müdigkeit, zunehmendes Händezittern und innere Unruhe.

Bei stärkerer Vergiftung fangen auch die Beine zu zittern an, so daß der Gang stolpernd und unsicher wird, die Arme zittern, der Unterkiefer kann zittern, so daß das Bilden von Worten und die deutliche Aussprache erschwert werden.

Weiterhin können Übelkeit und Erbrechen, Magenschmerzen und Durchfall auftreten. Aber nicht immer treten Symptome auf, die von Magen oder Darm herrühren. Nach und nach trübt sich das Bewußtsein ein, möglicherweise treten Krampfanfälle auf. In Einzelfällen ist der Verlauf aufgrund von Schäden am Gehirn oder an den Nieren tödlich gewesen.

Aufmerksamkeit ist geboten, wenn sich die Flüssigkeitsaufnahme oder -abgabe ändert:

→ bei Krankheit und wenn man deswegen weniger ißt und trinkt als gewöhnlich;
→ insbesondere bei Flüssigkeitsverlust durch plötzlichen Durchfall;
→ bei großer Hitze – oder bei Auslandsfahrten in heiße Gegenden – wenn man stark schwitzt;
→ bei Beginn einer kräftigen Abmagerungskur;
→ bei Beginn einer kochsalzarmen Diät;
→ bei Einnahme von sogenannten »entwässernden« Tabletten (niedergelassene Ärzte und Krankenhausärzte sollten daran denken!).

Wie häufig ist eine Blutentnahme erforderlich?

Das hängt von 2 Dingen ab:

1. wie lange man mit Lithium behandelt worden ist;
2. wie der Verlauf der Behandlung ist.

Als Richtlinie kann folgendes angegeben werden:

1. Monat	1mal wöchentlich
1. Jahr	1mal monatlich
danach	1mal jeden 3.Monat

Eine häufigere Blutentnahme kann erforderlich sein, wenn die Meßwerte nicht konstant liegen.

Das Allerwichtigste ist eine ganz regelmäßige Tabletteneinnahme.

Denn so wird sich die Anzahl der Blutproben auf das absolute Mindestmaß reduzieren lassen. Wenn in der Anfangszeit häufig Blut abgenommen werden muß, hängt das damit zusammen, die richtige Einstellung der Dosis zu finden. Wenn man trotz allem von Zeit zu Zeit zu einer Blutentnahme muß, genauso lange, wie die Lithiumbehandlung andauert, so hängt das damit zusammen, daß der Organismus die Aufnahme von Lithium aus Magen und Darm und die Ausscheidung von Lithium durch die Nieren ändern kann.

Mit zunehmendem Alter verlieren die Nieren ganz allgemein und natürlich etwas von ihrer Leistungsfähigkeit. Da nun alles Lithium durch die Nieren wieder ausgeschieden wird, muß auch zu irgendeinem Zeitpunkt die tägliche Dosis ein wenig herabgesetzt werden. Die Leistungsfähigkeit der Nieren kann mit der Zeit durchaus um 25–50% sinken, und dann wird weniger Lithium ausgeschieden als vorher. Bei unveränderter Lithiumeinnahme wird nach und nach der Gehalt an Lithium in Blut und Gewebe ansteigen; so kann es zu einer Überdosierung oder vielleicht sogar zu einer Lithiumvergiftung kommen. Aus diesem Grunde sind die regelmäßigen Blutproben notwendig, um rechtzeitig die Dosis herabzusetzen (und manchmal auch, um gleichzeitig zu erfahren, ob die Nieren gründlich untersucht und evtl. sogar behandelt werden müssen).

Erwünschte und unerwünschte Wirkungen des Lithiums

Trotz aller Forschung wissen wir heute noch nicht, *wie* Lithium wirkt. Wir wissen zwar, daß Lithium einen Einfluß auf viele Stoffwechselprozesse hat; aber wir wissen nicht, welche unter den zahlreichen Wirkungen die entscheidende für die günstige Stabilisierung des Stimmungsniveaus ist. An dem Tage, wo wir es wissen, können wir vielleicht andere Substanzen finden, bei denen das Verhältnis zwischen erwünschten und unerwünschten Wirkungen, zwischen therapeutisch notwendiger und gefährlicher Dosis (die sogenannte »therapeutische Breite«) besser ist.

Bei der **Behandlung** einer Manie mit Lithium kann die Wirkung des Lithiums leicht beobachtet werden, wenn der Übergang von manischer zu neutraler Stimmung erfolgt. Hierbei verspürt man nach 5–10 Tagen einen deutlichen Einfluß auf die Stimmung bei gleichzeitig geringen Nebenwirkungen. Wenn wir uns aber mit der **vorbeugenden Wirkung** beschäftigen, ist die erwünschte Wirkung nur schwer zu erkennen; sie zeigt sich erst im Laufe der Behandlung dadurch, daß man nicht erneut manische oder melancholische Krankheitsepisoden erlebt. Man muß sich darüber klar werden, daß trotz der sicheren Wirksamkeit des Lithiums seine vorbeugende Wirkung oft nur ganz allmählich eintritt. Bei einigen Patienten dauert es 6–12, bei anderen bis zu 24 Monaten, bis Lithium seine volle vorbeugende Wirkung ausübt; man muß deshalb wirklich Geduld haben. Man darf daher auch nicht aufgeben, wenn vielleicht trotz der regelmäßigen Einnahme von Lithium noch eine oder mehrere melancholische oder manische Phasen auftreten. Oft wird es so sein, daß diese Episoden weniger heftig sind oder kürzer andauern als man es gewohnt ist. Wenn üblicherweise die manischen Phasen 2–3 Monate angedauert haben, so dauern sie dieses Mal nur 2–3 Wochen, und man fühlt, daß man trotz allem mehr Kontrolle über sich selbst hat. In gleicher Weise werden melancholische Phasen von vielleicht 3–6 Monaten auf 3–6 Wochen verkürzt, und auch hierbei fühlt man sich weniger in schlechter Stimmung; die alltäglichen Dinge, auch wenn sie anstrengend sind, werden besser erledigt. Die nächste Krankheitsepisode tritt vielleicht viel später als erwartet auf und ist vielleicht milder als früher.

Während also die erwünschten Wirkungen des Lithiums sich oft nur langsam und stufenweise zeigen, sind manche der unerwünschten Wirkungen, der Nebenwirkungen, des Lithiums viel schneller da.

Nun, wieweit sollen wir eigentlich von den Nebenwirkungen des Lithiums berichten? Manche werden meinen, daß wir damit viele auffordern, mit unnötiger oder gar übertriebener Aufmerksamkeit die eigene Befindlichkeit zu registrieren, mit anderen Worten also, sich mehr Gedanken über die Krankheit zu machen als erforderlich ist. Wir glauben aber, daß es auf der anderen Seite für alle Beteiligten besser ist, wenn nichts verheimlicht wird. Tritt eine unerwünschte Wirkung auf, so wird sie auch ohne unser Dazutun bemerkt. Vielleicht bemerkt man sie schneller, wenn man etwas darüber gehört oder gelesen hat; aber das ist nur gut, da man dann mit seinem Arzt darüber sprechen kann, ob es sich tatsächlich um eine unerwünschte Wirkung handelt oder ob – wenn es so ist – etwas gegen diese unerwünschten Wirkungen getan werden kann oder sollte.

Nebenwirkungen

Angeordnet nach der **Schnelligkeit** des Auftretens:
– Knurren und Drücken im Magen,
– Händezittern,
– Durstgefühl,
– Schwellung der Schilddrüse,
– Gewichtszunahme,
– blockiertes Stimmungsniveau.

Angeordnet nach der **Häufigkeit** des Auftretens:
– Gewichtszunahme,
– Händezittern,
– Knurren und Drücken im Magen,
– Schwellung der Schilddrüse,
– blockiertes Stimmungsniveau.

Angeordnet nach der **Stärke** der subjektiven Beeinträchtigung:
- Gewichtszunahme,
- Durstgefühl,
- blockiertes Stimmungsniveau,
- Händezittern,
- Schwellung der Schilddrüse,
- Knurren und Drücken im Magen.

In dieser Weise aufgelistet, sieht das Ganze ziemlich furchterregend und entmutigend aus. Das ist es auch für ca. 10−20% der Patienten, die Lithium versuchen. Einige von diesen 10−20% werden vielleicht auf eigene Initiative hin oder nach Beratung mit ihrem Arzt mit der Einnahme von Lithium aufhören, da die Nebenwirkungen zu unangenehm sind. Für die große Mehrzahl aber sind die Nebenwirkungen nur schwach ausgeprägt oder jedenfalls so erträglich, daß sie sie wegen der erwünschten Wirkungen in Kauf nehmen und die Behandlung mit Lithium fortsetzen.

Knurren und Drücken im Magen. Die Lithiumtabletten sollen unzerteilt verschluckt werden. Sie schmecken bitter. Je nach Zusammensetzung der Tabletten werden sie mehr oder weniger schnell vom Magen und vom Darm aufgenommen. Die meisten merken nichts von dem Weg der Lithiumtabletten durch den Verdauungstrakt, einige wenige jedoch fühlen Unruhe, Drücken oder Kneifen im Magen, unabhängig davon, ob die Tabletten zusammen mit einer Mahlzeit oder auf nüchternen Magen genommen werden (die meisten Patienten nehmen die Tabletten ja entweder auf einmal am Abend gegen 22 Uhr oder in 2 Portionen um 8 und um 22 Uhr). Bei einigen werden diese leichten Magenbeschwerden von häufigem Stuhlgang oder der Tendenz zu einem leichten Durchfall begleitet sein. Es ist durchaus möglich, daß eine andere Art von Lithiumtabletten weniger Beschwerden macht. Man sollte es mit seinem Arzt besprechen. Bei vielen werden die Magenbeschwerden von selbst nach kurzer Zeit während der Lithiumbehandlung verschwinden. Es ist, als ob Magen und Darm sich an die neue Situation gewöhnt haben, und es gibt keine Anzeichen dafür, daß Lithium Magen- oder Darmkrankheiten auslöst.

Händezittern. Auch das ist eine Nebenwirkung, die sich schnell, bereits nach den ersten Tabletten, einstellen kann. Die Hände können auf vielerlei normale und krankheitsbedingte Weise zittern. Einmal gibt es das leichte Beben, wenn man heimlich die Hand des Geliebten hält, sowie das etwas stärkere Zittern, wenn man zu einer Prüfung muß (Führerscheinprüfung!), oder aber auch das sehr starke Zittern oder Schütteln bei älteren Menschen (und bei Menschen mit Parkinson-Krankheit = Schüttelkrankheit). Ob man unter Lithiumbehandlung Händezittern bekommen wird oder nicht, kann nicht vorausgesagt werden. Jeder Dritte merkt gar nichts, bei den übrigen bemerkt man die ganze Skala vom leichten bis zum schweren Zittern, bei dem man schließlich nicht einmal die Kaffeetasse zum Mund führen kann, ohne etwas zu verschütten.

Ein besonderes Problem ergibt sich, wenn der Beruf sehr feine Fingerarbeit erfordert, z. B. als Stenograph oder als Uhrmacher. Aber wir haben auch Menschen getroffen, bei denen das Hobby zu einem Problem wurde, vom Sticken über das Violinspiel bis hin zum Golf.

Bei einigen verschwindet diese Nebenwirkung mit der Zeit (und übrigens immer sofort nach Beendigung der Lithiumeinnahme). Es gibt Arzneimittel gegen dieses Händezittern. Sie werden Betablocker genannt, weil sie die Signale in einer bestimmten Art von Nervenkontaktpunkten (= *Synapsen*) blockieren. Bei den meisten wird das Lithium-bedingte Zittern unter der Einnahme von Betablockern ganz oder teilweise verschwinden. Einer der Vorteile bei der Tabletteneinnahme kurz vor dem Schlafengehen (entweder durch die einmalige Einnahme oder bei 2 Portionen durch Einnahme der größeren Dosis gegen Abend) ist, daß man während der Nacht darüber hinwegschlafen kann, da das Händezittern besonders in den ersten Stunden nach Einnahme der Tabletten ausgeprägt ist. Der Schlaf wird durch Lithium nicht beeinträchtigt.

Durstgefühl. Einfluß auf die Nieren. Verstärktes Durstgefühl zeigt sich erst im Laufe einiger Wochen oder Monate. Bei etwa zwei Drittel wird verstärktes Durstgefühl auftreten. Es wird dadurch hervorgerufen, daß Lithium sowohl die Nieren als auch das Durstzentrum im Gehirn beeinflußt. Genauso wie sich das verstärkte Durstgefühl nach und nach einstellt, wird auch nach Beendigung der Lithiumeinnahme einige Zeit, einige Wochen, vergehen, bis das Gefühl wieder verschwunden ist.

Etwas, was nur nach und nach eintritt, bemerkt man erst spät. Die wenigsten von uns wissen, wieviel wir eigentlich täglich trinken. Manche trinken weniger als 1 Liter, andere 2−3 Liter (mit entsprechend vermehrter Urinbildung als Folge). Unter Lithium erreichen manche eine Flüssigkeitsaufnahme von 2−4 Litern täglich mit entsprechender Urinausscheidung, einige wenige nehmen sogar 6−10 Liter zu sich. Wichtig ist, daß man auf die Möglichkeit des verstärkten Durstgefühls vorbereitet ist, so daß man seinen Durst auf vernünftige Art und Weise stillen kann. Das heißt in diesem Zusammenhang: kalorienarme Getränke. Wenn man nämlich seinen normalen bescheidenen Durst gewöhnlicherweise mit kalorienhaltigen Getränken wie Milch oder Bier stillt, so kann plötzlich ein weiteres Problem: eine Gewichtszunahme, auftreten. Daher ist gewöhnliches Leitungswasser, mit oder ohne Eiswürfel, Mineralwasser, Tee und Kaffee ohne

Zucker oder Sahne gut geeignet. Zuckerfreies Kaugummi hilft bei einigen, aber nicht so gut wie bei trizyklischen Antidepressiva. Der Unterschied ist nämlich der, daß bei Antidepressiva Mundtrockenheit auftritt, nicht aber eigentliches Durstgefühl, während Lithium erhöhtes Durstgefühl und keine eigentliche Trockenheit im Munde hervorruft.

Noch eine weitere Seite des verstärkten Durstgefühls muß erwähnt werden. Wenn man gewohnt ist, seinen Durst mit Bier oder anderen alkoholischen Getränken zu stillen, dann kann man nicht nur an ein Kalorienproblem, sondern auch noch an ein Alkoholproblem geraten.

Möglicherweise sind die Nieren mehr als andere Organe von der Wirkung des Lithiums betroffen, da das gesamte Lithium mit dem Urin wieder ausgeschieden wird und dadurch die Nieren passieren muß. Aus diesem Grunde müssen regelmäßige Blutproben zur Überprüfung der Nierenfunktionsfähigkeit vorgenommen werden, gleichzeitig mit der Blutentnahme zur Bestimmung von Lithium im Blut.

Unter langjähriger Lithiumtherapie können bei einigen Patienten Einschränkungen der Nierenfunktion auftreten, vor allem bei Patienten mit Nierenvorschäden. Deshalb muß die Nierenfunktion vor Beginn und im Verlauf der Lithiumtherapie sehr sorgfältig überprüft werden.

Und, um es noch einmal zu betonen, ausreichende Zufuhr von Flüssigkeit (mindestens 1½ l in 24 Std.) und Kochsalz (mindestens 3–5 g/ Tag) sowie Vermeidung von plötzlichen Anstiegen, sogenannten »Spitzen«, der Lithiumkonzentration im Blut durch unzuverlässige Einnahme der Lithiumtabletten, sind wichtig, um Gefahren für die Nieren zu vermeiden.

Schwellung der Schilddrüse. Unser Stoffwechselsystem besteht aus vielen biochemischen Einzelprozessen, die sehr kompliziert ineinandergreifen und möglichst genau im Takt arbeiten sollen. Einige dieser Stoffwechselprozesse werden von der Schilddrüse aus gesteuert, indem deren Hormon die Geschwindigkeit von Stoffwechselprozessen mitbestimmt. Daher sagt man auch, daß die Schilddrüse den Stoffwechsel »dirigiert«.

Es wurde bereits früher gesagt, daß Lithium in den Ablauf verschiedener Stoffwechselprozesse und daher auch in die Funktion der Schilddrüse selbst eingreift. Bei ca. 5–10% der Patienten mit Lithium-Langzeitbehandlung führt dies zu einer Vergrößerung der Schilddrüse, bei weniger als 1% zu einer abnorm niedrigen Schilddrüsenfunktion.

Bei Kindern und Männern kann man normalerweise die Schilddrüse nicht erkennen. Bei jüngeren Frauen aber kann man häufig die Umrisse der Schilddrüse in Form einer leichten Erhebung auf der Halsvorderseite bemerken. Z. B. kann man an einer Venusstatue fast immer die Umrisse der Schilddrüse wahrnehmen. Die Größe der Schilddrüse wechselt bei Frauen in Abhängigkeit von der Menstruation. Sehr oft bemerkt die Frau in der Woche vor der Menstruation eine Zunahme des Halsumfanges und – dadurch bedingt –, daß die Kleidung während dieser Tage ein wenig am Halse strammt.

Eine deutliche Vergrößerung der Schilddrüse wird »Kropf«, in der Arztsprache auch »Struma« genannt. Manche werden diese Halsverdickung nach einigen Monaten der Lithiumbehandlung bemerken, zur gleichen Zeit oder etwas später vielleicht begleitet von geringen Beschwerden beim Schlucken. Diese Beschwerden sollte man selbstverständlich beim nächsten Arztbesuch zur Sprache bringen. Der Arzt wird dann den Hals befühlen, während man Schluckbewegungen macht, und evtl. eine Röntgenaufnahme der Luftröhre machen lassen. Hierbei kann man sehen, ob eine vergrößerte Schilddrüse auf die Luftröhre drückt oder sie sogar etwas verengt. Bei einer kräftigen Schilddrüsenvergrößerung, die zu einer spürbaren Belästigung führt, ist eine Behandlung angezeigt. Die Behandlung ist recht einfach und wird mit dem Schilddrüsenhormon Thyroxin in Tablettenform durchgeführt. In der Regel kann die Lithiumbehandlung wie gewohnt fortgeführt werden. Die Thyroxin-Zufuhr bedingt eine Verminderung der Eigenproduktion der Schilddrüse an Thyroxin. Dadurch verkleinert sie sich etwas bzw. geht vollständig auf die ursprüngliche Größe zurück.

Wesentlich seltener wird die Schilddrüse derart beeinflußt, daß sie nicht mehr in der Lage ist, ihrer Aufgabe der Hormonproduktion ausreichend nachzukommen, wodurch der Stoffwechsel »erniedrigt« wird (= Myxödem). Das äußert sich in Müdigkeit, tiefer und rauher Stimme, Empfindlichkeit gegen Kälte, trockener Haut, übermäßiger Schlafneigung. Es ist einem immer kalt, selbst in Räumen, in denen andere es reichlich warm finden, und man kann überall und immer schlafen. Es ist fast unmöglich, die Augen nach der Mittagsmahlzeit offenzuhalten, man schläft ein, sobald die anderen das Fernsehen einschalten –, selbst bei einem spannenden Programm. Manchmal denkt man dabei an die Wiederkehr einer leichten Depression, aber Antidepressiva helfen dagegen nicht.

Auch diese Nebenwirkung ist nicht schwer zu behandeln. Das gleiche Thyroxin (Schilddrüsenhormon), das bei einer vergrößerten, aber normal arbeitenden Schilddrüse eingesetzt wird, ist auch bei einem verminderten Stoffwechsel wirksam.

Obwohl die Nebenwirkungen des Lithiums auf die Schilddrüse recht dramatisch aussehen können, gehören sie doch zu denjenigen, die sich am einfachsten behandeln lassen.

Gewichtszunahme. Dies ist möglicherweise das größte Problem bei der Langzeitbehandlung mit Lithium. Und es ist ein Problem, für das es keine einfachen Lösungsmöglichkeiten gibt. Ein Gewichtsproblem entwickelt sich bei etwa 2 von 3 Lithiumpatienten. Wenn man zu diesen zwei Dritteln gehört, so wird man in den ersten 2 Jahren der Lithiumbehandlung zwischen 4 und 7 kg zunehmen; bei manchen wird es mehr, bei anderen weniger sein. Bei den meisten nimmt das vermehrte Gewicht wieder ab oder bleibt unverändert, bei einigen wenigen wird es aber weiter ansteigen.

Was man an Gewicht zugenommen hat, kann man schwer wieder abnehmen. Das trifft auch für eine Gewichtszunahme während einer Lithiumbehandlung zu. Was kann man also zur Vorbeugung tun?

– auf die Kohlenhydrate achten;
– auf die Getränke achten.

Die Kohlenhydrate (Zucker, Brot, Kartoffeln) stehen immer im Mittelpunkt der Aufmerksamkeit, wenn man Neigung oder Veranlagung zu einer Gewichtszunahme hat, ganz unabhängig von Lithium. Manche verspüren einen enormen Heißhunger; man muß dabei ganz besonders auf Süßigkeiten und Kuchen achten. Vor allem auch dann, wenn man aufgrund der Lithiumeinnahme durstig wird. Viele Getränke enthalten Kalorien, z. B. das Bier oder noch mehr der Apfelsaft. Auch Zucker und Sahne tragen dazu bei, wenn es in vielen Tassen Kaffe oder Tee verwendet wird.

Durch die Beachtung von Kohlenhydraten und deren Anteil in Getränken kann schon viel gewonnen werden; doch leider ist das Problem wesentlich komplizierter. Einige nehmen trotzdem an Gewicht zu. Für manche wird die Gewichtszunahme zu dem größten Problem, wenn sie nach einiger Zeit Vor- und Nachteile einer Lithiumtherapie abwägen wollen. Dieses Problem wirkt sich recht verschieden aus. Für einen 50jährigen Mann ist eine Gewichtszunahme von 5–10 kg eher zu ertragen als für ein 20jähriges Mädchen.

Wir können nur zu gut nachfühlen, wie die hart erkämpfte Annahme einer Lithiumtherapie wegschmilzt, wenn man bei jedem Blick in den Spiegel oder bei jedem Wiegen mißmutig und unzufrieden wird.

Blockiertes Stimmungsniveau. Man kann nur schwer die rechten Worte zur Beschreibung dieser unerwünschten Wirkungen des Lithiums finden, wohl auch, weil sie von verschiedenen Menschen unterschiedlich aufgefaßt und beschrieben werden.

Lassen Sie uns zunächst von unseren eigenen Beobachtungen berichten, als wir mit 10 gesunden Personen im Rahmen eines Forschungsprogramms während einer Woche Lithium einnahmen. 7 von uns bemerkten gar nichts, einer fühlte sich etwas unkonzentriert und zweien war auf eigenartige Weise sonderbar zumute.

So ist es auch bei Manisch-Melancholischen, die Lithium bekommen. Die meisten verspüren keine Nebenwirkungen psychischer Art, einige wenige aber doch. Für 5–10% aller Lithiumpatienten ist es wohl wirklich ein Problem. Daher ist es schon wichtig, daß wir uns gründlich damit beschäftigen. Die Gewichtszunahme ist ein Problem bei vielen; die psychischen Nebenwirkungen sind nur ein Problem bei wenigen, berühren aber sehr eingehend die Frage: Inwieweit können und dürfen chemische Verbindungen auf das Verhalten und die Gefühle Einfluß nehmen?

Lassen Sie uns das an 2 Beispielen erläutern:

Eine 25jährige Frau hatte seit ihrem 17. Lebensjahr zahlreiche manische und melancholische Stimmungsänderungen. Während der Melancholie hatte sie mehrere Male einen Selbstmord versucht. Während ihrer Manien geriet sie in Situationen, bei denen sie 2mal schwanger wurde und 6mal mit Gonorrhoe angesteckt wurde. Sie erlebte die Manien als etwas Unerträgliches, so als ob sie willenlos durch das Kraftfeld der Ereignisse gezogen wurde. Auf andere wirkte sie ungemein gutgelaunt und vital, aber selbst fühlte sie sich ganz in der Macht und in der Gewalt von unbekannten Kräften.

Mit einer Lithiumtherapie stabilisierte sich ihre Stimmung im Laufe weniger Monate. Die Angehörigen atmeten erleichtert auf. Die Ärzte und das Pflegepersonal im Krankenhaus beobachteten, daß sie von Tag zu Tag mehr sie selbst wurde, mehr Kontrolle über ihre Gedanken und Gefühle bekam. Der einzige, der nicht zufrieden war: die Patientin selbst. Sie erzählte nämlich, daß sie fortdauernd deprimiert war. Nichts war wie in alten Tagen. Erst nach und nach wurde uns klar, daß diese junge Frau zwischen ihren heftigen Melancholien und Manien die meiste Zeit in gehobener Stimmung gewesen war. In der Fachsprache nennt man das Hypomanie (= »Untermanie« – aber gleichzeitig über dem neutralen Stimmungsniveau). Die Patientin war so sehr an diese Hypomanie mit ihrer sprudelnden Lebenslust und -energie gewöhnt, daß sie meinte, das sei ihre Natur und Persönlichkeit. Sie haßte die manischen Phasen, aber sie liebte das sorglose Dasein ihres hypomanischen Zustandes. Das Lithium zog sie in den grauen Alltag hinunter, in dem sich die meisten von uns befinden. In ihrer Sicht war dieses neutrale Stimmungsniveau düster und reizlos. Sie fühle sich leicht deprimiert. Als wir ihr diese Situation darzustellen versuchten, verstanden wir uns plötzlich. Es brach aus ihr heraus: »So lebt ihr also! Am Grunde des Meeres in einem Tangwald! Nein, ich will lieber mein goldenes Leben zurück haben, egal, wie ihr es nennt! Lieber nehme ich die Manie in Kauf, obwohl das verdammt ungemütlich ist!« Das war ihre Entscheidung.

Wir haben nicht versucht, sie umzustimmen. Sie wußte, wo Hilfe zu holen war, wenn sie welche benötigte. Jedesmal, wenn sie in eine tiefe Melancholie verfiel, kam sie zu uns, und treue Freunde brachten sie auch jedesmal zu uns, wenn sie wieder eine heftige Manie bekommen hatte.

Im Gegensatz hierzu steht ein Verwaltungsangestellter im Alter von ungefähr 50 Jahren. Von seiner Jugend an hatte er sich weniger aufgelegt gefühlt als andere. Er konnte sich nicht amüsieren, und die Arbeit war ihm immer eine schwere Pflicht. Andere hatten geglaubt, daß er ein »Holzmann« oder ein Griesgram sei. Im Alter von etwa 40 Jahren bekam er eine schwere Melancholie und in jedem der nachfolgenden 3–4 Jahre eine weitere melancholische Phase von 3–6 Monaten Dauer. Er erhielt abwechselnd Elektrostimulationstherapie und trizyklische Antidepressiva mit gutem Erfolg. Nach der 4. Melancholie begann er mit Lithium. Seitdem hat er keine Melancholie mehr bekommen. Aber was ihn selbst am meisten überraschte, war, daß er im Laufe des 1. Behandlungsjahres mit Lithium wesentlich aktiver und zufriedener wurde. Den Tag beginnt er nun mit guter Laune und einem Arbeitseifer, den er früher nie gekannt hatte. Während der vorangegangenen 15–20 Jahre war er vermutlich nur ganz gering, aber konstant depressiv gewesen. Man könnte das im Gegensatz zur »Hypomanie« als »Hypomelancholie« bezeichnen. Für ihn war die stimmungsstabilisierende Wirkung doppelt günstig: Er bekam keine weiteren Melancholien, und gleichzeitig wurde seine Grundstimmung aufgehellt.

Für beide eben beschriebenen Menschen gilt, daß Ausgangspunkt und Perspektive entscheidend dafür sind, wie man selbst die Wirkung des Lithiums beurteilt.

Es sollte noch einmal hervorgehoben werden, daß diese Probleme nur bei 5–10% aller Lithiumpatienten auftreten. Die überwiegende Mehrzahl verspürt keinerlei Beeinträchtigung ihrer Grundstimmung durch Lithium. Vielleicht gibt es einige, die sich in ihren Gedanken und Gefühlen weniger frei fühlen. Ihre gefühlsmäßige Beziehung zu anderen Menschen mag etwas schwächer sein als vorher, oder sie haben den Eindruck, daß das Gedächtnis und die Kombinationsfähigkeit etwas nachgelassen haben. Das kann aber nur sehr selten durch das Gespräch mit dem Psychiater oder mittels Testuntersuchung durch einen Psychologen nachgewiesen werden. Möglicherweise sind die Veränderungen zu zart, um mit unseren noch ziemlich groben Untersuchungsmethoden erfaßt werden zu können. In jedem Fall sollte man, wenn man etwas dergleichen verspürt, mit dem Arzt darüber sprechen.

Letzten Endes bestimmt man selbst, ob Lithium die richtige Lösung für einen selbst ist oder nicht.

Zyklische Antidepressiva in der vorbeugenden Behandlung

Im Kapitel über die Behandlung der Melancholie mit zyklischen Antidepressiva erwähnten wir, daß die meisten Patienten die Medikation noch ein weiteres halbes Jahr fortsetzen sollten. Danach sollte versucht werden, die Dosis nach und nach herabzusetzen. Die meisten können dann im Laufe von 1–2 Monaten vollständig mit den Tabletten aufhören, aber bei einigen treten die Depressionssymptome sofort wieder auf. Das deutet darauf hin, daß die Dosis wieder erhöht und noch längere Zeit hindurch genommen werden sollte. Wenn sie über mehrere Jahre hinweg angewandt wird, dann ist das praktisch eine vorbeugende Behandlung. Als einzig wirklich störender Nebeneffekt muß genannt werden: Mundtrockenheit, bei anderen eine Tendenz zu vermehrter Schweißbildung; darüber hinaus gibt es keine wesentlichen Nebenwirkungen. Somit ist sie weniger kompliziert als eine jahrelange Lithiumbehandlung, es sei denn, es handelt sich um Personen, bei denen Alter und ein schwaches Herz (evtl. auch bestimmte EKG-Veränderungen) besondere Überlegungen erfordern, bevor eine vorbeugende Behandlung mit zyklischen Antidepressiva empfohlen werden kann. Aber es muß hervorgehoben werden, daß nur bei Personen mit ausgesprochener Neigung zu Melancholien diese zyklischen Antidepressiva vorbeugend angewandt werden können. Bei bipolaren Verläufen mit einem Risiko sowohl für Manie als auch für Melancholie sind sie hingegen nicht angezeigt.

Arzt und Kranker

Wohin kann man sich wenden?

Am besten ist es, wenn man einen guten Hausarzt hat, einen, der einen gut kennt und den man selbst auch gut kennt. An ihn sollte man sich zuerst wenden. Er wird am besten Rat geben und in vielen Fällen sogar selbst behandeln können. Der Hausarzt weiß auch am besten, an wen er den Patienten überweisen muß, wenn er die Behandlung nicht selbst vornehmen kann oder nicht fortsetzen will, z. B. bei einem unbefriedigenden Ergebnis der Behandlung. An manchen Orten kann man einen niedergelassenen Psychiater bzw. Nervenarzt auch direkt aufsuchen, an anderen eine psychiatrische Abteilung in einem allgemeinen Krankenhaus, wieder woanders direkt ein psychiatrisches Krankenhaus. Wenn der Hausarzt oder der Facharzt zu dem Urteil kommen, daß man sich in einem schlimmen, verzweifelten oder selbstmordgefährlichen Zustand befindet, daß man sich nicht mehr selbst versorgen kann oder auch, daß die Familie mit den Belastungen, die aus der Krankheit entstehen, nicht mehr fertig wird (s. S. 68f), dann werden sie einem eine Einweisung in ein Krankenhaus empfehlen.

Man sollte diesem Rat folgen!

Man mag den Gedanken, in ein Krankenhaus zu gehen, ablehnen, weil man Krankenhäuser ganz allgemein nicht mag oder weil man sich nicht behandeln lassen will oder weil man sich selbst oder anderen damit eingestehen würde, daß man an einer psychischen Krankheit leidet. Nach 1 oder 2 Tagen im Krankenhaus fühlen indessen viele depressive Patienten dadurch eine Entlastung, daß sie an einem Ort sind, wo jeder ihre Depression akzeptiert, wo sie sie nicht verbergen müssen, wo sie die Maske der Gleichgültigkeit ablegen können.

Auch im Krankenhaus ist man stets ein Mensch mit eigenen Rechten. Eines der Rechte ist, regelmäßig einen Arzt sehen zu können.

Am natürlichsten erschiene es, wenn der Allgemeinarzt oder Facharzt, der einen vor der Einweisung behandelt hat, einen auch im Krankenhaus weiter sehen und behandeln könnte. Aus einer Reihe von Gründen geht dies aber nicht. Der niedergelassene Arzt ist vielleicht überlastet und könnte nicht regelmäßig kommen. Oder: Wenn man ins Krankenhaus eingewiesen wurde, weil die Behandlung bisher erfolglos war, dann ist es vielleicht besser, wenn andere Ärzte mit spezialisierteren Kenntnissen die Behandlung übernehmen. Aber man sollte es nicht dulden, mit mehreren Ärzten zu tun zu haben, ohne zu wissen, wer von ihnen nun speziell für einen verantwortlich ist. Das muß keineswegs nur der Chefarzt sein. Ein Stationsarzt wird durch andere Verpflichtungen viel weniger abgelenkt sein. Wesentlich ist der regelmäßige Kontakt. Auch wenn auf der Station Gruppenaktivitäten oder Gruppentherapie vorherrschen, hat man das Recht, mit dem Arzt (oder der Schwester) alleine zu sprechen, wenn einem danach ist.

Zwei Dinge, die man seinem Arzt sagen sollte

Haben Sie jemals versucht, eine Zündkerze aus dem Motor Ihres Autos herauszunehmen, weil ein Ventil klapperte? Und haben Sie, wenn das Auto dann Fehlzündungen bekam, das Benzin gewechselt und welches mit einer anderen Oktanzahl genommen? Um dann schließlich in eine Werkstatt zu fahren und dem Automechaniker nur zu sagen, daß irgend etwas mit dem Auto nicht stimme? Das ist genau das, was man tut, wenn man die Dosierung oder sogar die Art der Medikation ändert, ohne das mit seinem Arzt zu besprechen, oder gar, ohne ihn auch nur darüber zu informieren. Sie haben das vermutlich schon mal getan – oder Sie werden es eines Tages tun. Das tun sogar Mütter, denen gesagt wurde, daß sie ihren Kindern Antibiotika wegen einer akuten Infektion geben sollten. Es ist schon ziemlich merkwürdig, wie wir alle uns verhalten. Es ist jedenfalls ein Weg, auf dem man seinen Arzt in die Irre führt und sich selbst betrügt. Deshalb wäre es schon ein guter Gedanke, sich so nicht zu verhalten.

Zum anderen sollte man seinem Hausarzt oder seinem Psychiater die seelischen ebenso wie die körperlichen Beschwerden schildern, denn man leidet an einer Krankheit, die sowohl den Körper als auch die Seele betrifft. Gelegentlich kann man einem Psychiater begegnen, der nicht dieser Meinung ist, sondern die Krankheit ausschließlich psychologisch zu erklären und zu behandeln sucht. Und man kann auf andere Ärzte treffen, die sich ausschließlich mit den körperlich biologischen Seiten der Krankheit beschäftigen und einen wie eine zusammengebrochene Maschine behandeln. Dem sollte man nicht Vorschub leisten, indem man sich darauf beschränkt, nur seelische Probleme oder nur körperliche Beschwerden zur Sprache zu bringen.

Behandlung durch den niedergelassenen Arzt oder im Krankenhaus?

Wer kümmert sich nun um regelmäßige Kontrollen, wenn man eine Langzeitbehandlung braucht, z. B. mit Lithium? Wir meinen, daß dies Aufgabe eines Psychiaters ist, auch wenn einige Allgemeinärzte dies ebenfalls gut können, wenn sie sich über die modernen Entwicklungen auf diesem Spezialgebiet auf dem laufenden gehalten haben. Manche Hausärzte werden aber meinen, daß sie zu wenig (manisch-)melancholische Patienten sehen, um genügend Erfahrung zu haben.

Der Psychiater kann in eigener Praxis oder im Krankenhaus arbeiten. Eine ganze Reihe psychiatrischer Abteilungen, Kliniken und Krankenhäuser haben spezielle ambulante Behandlungsmöglichkeiten (manchmal auch »Lithium-Kliniken« oder »-Ambulanzen« genannt) eingerichtet, um eine angemessene Langzeitbehandlung für Patienten mit krankhaften Stimmungsschwankungen sicherzustellen. Auch dabei kann der Hausarzt einem am besten raten, wohin man sich wenden muß.

Die Überwachung der Behandlung sowohl durch den niedergelassenen Psychiater als auch durch ein Nachbehandlungszentrum hat jeweils Vor- und Nachteile. Bei ersterem hat man, genauso wie bei seinem Hausarzt, Kontakt immer mit dem gleichen Arzt, und dadurch kann im Laufe der Jahre ein mehr persönliches Verhältnis entstehen. Aber wenn dieses Verhältnis unterbrochen wird, z. B. durch eine Erkrankung des Arztes oder während seines Urlaubes, dann gibt es manchmal niemanden, der die Behandlung übernehmen kann. Im Krankenhaus wechseln die Ärzte immer wieder einmal – manchmal zu häufig –, aber auf der anderen Seite wird immer jemand da sein, der mit der Krankengeschichte als Grundlage jederzeit die Behandlung übernehmen und weiterführen kann.

Die jeweils beste Lösung muß daher nach den eigenen Wünschen und den vorhandenen Möglichkeiten ausgewählt werden.

Familie und Kranker

Verwandte von manisch oder melancholisch Kranken haben uns gesagt, daß sich dieses Büchlein hauptsächlich an Patienten wendet und daß wir die Angehörigen vergessen hätten.

Aber was soll man ihnen sagen? Daß es schwierig ist, für Wochen oder Monate mit einem Melancholiker oder einem Maniker zusammenzuleben? Das wissen sie natürlich selbst am besten.

Auf zwei Schwierigkeiten sollten wir jedoch aufmerksam machen:

Zu viel beobachten und zu spät eingreifen

Meist werden Ehepartner (oder andere, die in einer ähnlich engen und langdauernden Beziehung mit dem Kranken leben) die erste depressive oder manische Episode ihres Partners erst ziemlich spät erkennen. Man kann zwar die Veränderung der Stimmung oder manche Äußerung des anderen nicht recht verstehen. Aber die Änderungen entwickeln sich manchmal so zart und allmählich, daß es schwierig ist, sich darüber klarzuwerden, was tatsächlich los ist. Wenn eine Hausfrau beginnt, Ehemann und Kinder zu vernachlässigen, liegt es vielleicht näher, dies als nachlassende Liebe und Fürsorge für die Familie zu deuten, statt an eine beginnende Melancholie zu denken. Wenn ein Ehemann die Zuneigung seiner Frau nicht mehr beachtet, heißt das nicht unbedingt, daß er sie nicht mehr liebt; ist er melancholisch, hat er nur die Fähigkeit verloren, ihre Liebe und Zärtlichkeit zu erwidern. Man fürchtet, daß etwas mit der Ehe nicht stimmt, daß irgendein anderer wichtiger geworden ist, daß man schuld habe usw. Solche Gedanken könnten besonders dann auftauchen, wenn die Ehe/Partnerschaft durch Konflikte belastet ist.

Später – nach der ersten Krankheitsepisode – ist die Situation ganz anders. Ehepartner, Kinder und Eltern beachten vielleicht jede geringfügige Stimmungsänderung, um keine wichtigen Zeichen der möglicherweise wiederkehrenden Krankheit zu übersehen. Das kann sich zu einer Vergiftung der Familienatmosphäre auswachsen, und der Patient kann sich unter ständiger Überwachung erleben, aus der es kein Entrinnen gibt. Der Patient kommt in strahlender Laune nach Hause – und schon sagt man ihm, daß er wahrscheinlich am Rande der Manie sei; oder er ist müde und entmutigt, nur um gleich hören zu müssen, daß er wohl wieder auf dem Wege in die Depression sei. Es ist in der Tat schwierig, hier zunächst nur zu beobachten, um nicht zu schnell – womöglich falsche – Schlüsse zu ziehen. Deshalb ist es so schwierig, rechtzeitig und angemessen einzugreifen.

Wir alle suchen Hilfe und Entlastung bei anhaltenden Schmerzen oder übermächtiger Angst. Aber bei Stimmungsänderungen denkt man nicht so schnell an ärztliche Hilfe. Hier spielen die Angehörigen eine wichtige Rolle. Wir haben manche (manisch-)depressiven Patienten kennengelernt, der trotz einiger Melancholien und Manien während mehrerer Jahre von seinen Angehörigen nie zu einem Arztbesuch gedrängt wurde, oder auch umgekehrt, der seinen Ehepartner nie gebeten hat, selbst einmal mit dem Hausarzt oder dem Psychiater zu sprechen. Und wir haben auch Vorwürfe von Familienangehörigen zu hören bekommen, daß wir als Ärzte uns nicht an sie gewandt hatten; manchmal aber mußten wir auch einer Ehefrau oder einem Ehemann eröffnen, daß der Patient unsere Empfehlungen in dieser Richtung einfach zurückgewiesen hatte und daß er einen Kontakt zwischen uns und der Familie auf keinen Fall billigen würde. Glücklicherweise ändern sich Einstellungen auch, und die meisten Patienten sind damit sehr einverstanden, daß der Ehepartner angemessen informiert wird.

Was müssen Angehörige noch wissen?

Dabei gibt es viel zu erklären. Vor allem daß eine Depression nicht haltlose Schwäche oder selbstverschuldetes Versagen bedeutet. Deshalb hilft es auch nichts, den Patienten zu irgendwelchen Aktivitäten zu ermuntern, mit ihm womöglich zu verreisen oder ihn aufzufordern, »sich zusammenzureißen«. Vielmehr würde das die Schuld- und Minderwertigkeitsgefühle des Kranken eher noch verschlimmern und gleichzeitig die Angehörigen enttäuschen. Wenn sie nicht verstehen, daß der Kranke nicht anders kann, könnten sich auch bei ihnen Niedergeschlagenheit und Resignation oder Gereiztheit oder Gleichgültigkeit breitmachen. Gelingt es einem selbst als Angehörigen nicht, solche Gefühle gegenüber dem Kranken unter Kontrolle zu halten, dann kann sich eine Einweisung ins Krankenhaus als die bessere Lösung erweisen. Die Familie gerät sonst in einen Teufelskreis, der den Kranken nur noch tiefer in seine Melancholie treibt oder ihn darin festhält. Man muß sich deshalb als Angehöriger mit der Tatsache abfinden, daß der Patient, solange er melancholisch ist, nicht mehr das frühere Interesse am Leben der Familie zeigt und Kontakte mit anderen Menschen nicht mehr pflegen kann. Geduld und Verständnis bedeuten dann die beste Hilfe für den Kranken. Man sollte ihn in der ärztlichen Auffassung bestärken, daß es sich bei seinem jetzigen Zustand um eine Krankheit handelt, an der er keine Schuld hat, die gut zu behandeln ist und die wieder vollkommen verschwinden wird.

Was können Angehörige noch tun?

Wir halten es für besonders nützlich, ein Gespräch zu dritt zwischen dem Patienten, seinem Ehepartner und dem Arzt dann zu führen, wenn sich der Patient von der Krankheitsepisode erholt hat. Das ist der geeignete Zeitpunkt, über mögliche Risiken des zukünftigen Verlaufes zu sprechen und die Weiterbehandlung und gegebenenfalls eine Langzeitbehandlung und ihre Kontrolle (s. S. 47 f) zu planen.

Und alle sollten darüber Bescheid wissen. Es ist auch der beste Zeitpunkt, um ein Einverständnis zwischen allen Beteiligten darüber herzustellen, daß es sowohl das Recht als auch die Pflicht der Angehörigen sein sollte, den Arzt beizuziehen, wenn eine neue Episode im Entstehen ist, auch wenn der Patient in solch einer Situation dann zögert oder meint, daß doch nichts getan werden könnte – oder sollte.

Das kann oft zu einer schwierigen Entscheidung für die Angehörigen werden. Eine ebenso zugewandt-freundliche wie bestimmt-beständige Haltung wird auf die Dauer für alle am besten sein, auch wenn etwa ein manischer Patient damit droht, einen solchen Eingriff nie zu vergeben. Der Hausarzt kann hier eine Schlüsselrolle spielen; es ist deshalb wichtig, daß er gut informiert wird.

Eine Depression, die länger als 2 Wochen dauert, und eine Manie, die länger als 1 Woche anhält, machen in der Regel eine Behandlung erforderlich.

Gesellschaft und Kranker

Während einer Manie oder einer Melancholie sieht man die Dinge durch eine andere Brille, und zur gleichen Zeit betrachtet einen auch die Umgebung mit anderen Augen: Manchmal wird man milder beurteilt, ein anderes Mal härter als gewöhnlich. Oft ist das – für einen selbst ebenso wie manchmal auch für die Angehörigen – quälend und kaum zu verstehen, so daß einen blinde Wut oder schwarze Verzweiflung erfüllen kann.

Somit beeinflußt das Verhalten während der Krankheit oder auch das Wissen darum, daß man krank war und die Furcht davor, daß die Krankheit vielleicht wiederkommen könnte, die Beziehungen zwischen dem Kranken und seinen Mitmenschen mehr oder weniger tiefgreifend und manchmal folgenschwer. Das dürfte um so eher der Fall sein, je häufiger man krank war. Deshalb sind viele der folgenden Bemerkungen nur für jene Menschen von Bedeutung, die bereits mehrere Melancholien oder Manien durchgemacht haben.

Heirat und Scheidung

Muß man sich die Frage einer Eheschließung besonders sorgfältig überlegen, wenn man (manisch-)melancholische Stimmungsschwankungen gehabt hat? Nun, eigentlich sollte sich jeder vor einer Heirat genau prüfen, und eine frühere Melancholie oder Manie sollte in dieser Beziehung keine Ausnahme bilden. Niemand von uns besitzt eine Garantie für stabile Gesundheit und immerwährende Ausgeglichenheit.

Wenn man heiraten will, sollte man selbstverständlich mit seinem Partner darüber reden, daß man derartige Stimmungsänderungen gehabt hat. Tritt dann wieder eine Melancholie oder Manie auf, so weiß der Partner über diese Möglichkeit Bescheid und glaubt nicht irrtümlich, daß sich irgend etwas zwischen den Partnern zuspitzt. Der Partner kann dann auch viel besser verstehen und helfen. Vor allem aber ist es natürlich ein Ausdruck des Vertrauens, den Partner ins Bild zu setzen. Man vermeidet damit auch einen Grund für spätere Vorwürfe, die bis zu dem Versuch gehen können, die Ehe annullieren zu lassen, da sie ja unter falschen Voraussetzungen zustande gekommen sei.

So wie für eine Heirat Offenheit und Vertrauen wichtig sind, so sollte man Trennung oder Scheidung nicht überstürzt erwägen oder gar durchführen wollen. Während einer melancholischen Phase neigt man vielleicht zu der Ansicht, daß der Partner zu gut für einen sei, und schlägt deshalb möglicherweise eine Scheidung vor. Während einer manischen Phase kann man zu der Überzeugung gelangen, daß der Partner nicht mehr auszuhalten ist.

In beiden Fällen muß angeraten werden, die Dinge ruhen zu lassen, bis der Betroffene wieder eine ausgeglichene Stimmung hat. In der Regel wird dann wieder alles ganz anders aussehen. Wenn einer der Partner eine Scheidung verlangt, dann sollte jeder sofort seinen Anwalt bestellen. Selbst wenn sich ein Ehepaar bislang ganz ausgezeichnet mit demselben Anwalt (oder auch gar keinem Anwalt) begnügen konnte, so ist bei einer Trennung oder Scheidung für jeden ein Anwalt erforderlich. Das gilt mit Rücksicht auf die wirtschaftlichen Verhältnisse wie auch für die Kinder.

Kinder

Sind besondere Überlegungen angezeigt, wenn man Kinder haben will und bereits (manisch-)melancholische Stimmungsschwankungen erlitten hat oder wenn in der Familie Manien oder Melancholien (oder auch Selbstmorde) vorgekommen sind (s. S. 27f)? Wenn man schon mit sehr jungen Jahren mehrere Melancholien oder Manien hatte oder diese in der Familie gehäuft auftreten, sollte man das ganze Thema mit seinem Hausarzt oder seinem Psychiater besprechen, da die Dinge weitgehend die gleichen Merkmale haben wie andere erbbelastete Krankheiten, z. B. die Zuckerkrankheit.

Wir meinen, daß man einem (manisch-)melancholischen Menschen keineswegs von vornherein abraten soll, Kinder zu bekommen – zumal die Erkrankung ja recht erfolgreich behandelt werden kann. Der Patient sollte aber die Wahrscheinlichkeit kennen, mit der sein Kind an einer Manie oder Melancholie erkranken könnte; das Risiko ist mit ca. 10–15% eher niedrig, aber doch immerhin etwa 10–15mal größer als mit 1% in Familien, in denen bisher keine Manien oder Melancholien aufgetreten sind (s. S. 27f). Dieses Risiko nimmt noch zu, wenn in der eigenen Familie oder auch der des Partners mehrere derartige Fälle vorkommen. Sind schließlich beide Partner erkrankt, dann dürfte das Erkrankungsrisiko noch höher liegen.

Weiterhin gibt es einige Fälle, die zu ausgedehnteren Überlegungen führen sollten. Wenn man als Frau bereits eine manische oder melancholische Phase, womöglich im Wochenbett, hatte, dann könnte im nächsten Wochenbett wieder eine Krankheitsphase auftreten. Wenn man schon häufig erkrankt war, als das erste oder die ersten Kinder noch klein waren, dann sollte man sich sehr ernsthaft überlegen, ob man einem weiteren Kinderwunsch nachgeben sollte; das gilt mehr noch für Frauen, die wegen einer Häufung von Erkrankungen ihrer Mutterrolle oft nicht gerecht werden können, worunter sie selbst dann ebenso wie ihre Kinder leiden.

Besonders bipolare Verläufe – mit sowohl Melancholien als auch Manien – beginnen meist so früh, daß die hier angesprochenen Probleme aktuell werden können. Bei denjenigen aber, die nur an melancholischen Phasen erkranken – bei unipolarem Verlauf also –, tritt die erste Melancholie erst sehr viel später auf, oft erst, nachdem sie ihre Kinder bekommen haben.

Wenn man sehr lange krank ist, vielleicht im Krankenhaus liegt, allein ist oder auch, wenn der Ehepartner gleichzeitig krank ist, dann wird man überlegen müssen, ob die Kinder noch gut versorgt sind und wer vielleicht die Kinder zu sich nehmen soll.

Man sollte das gemeinsam mit dem Hausarzt besprechen. Das Jugendamt kann für die Versorgung von Kindern immer eingeschaltet werden. Die Eheleute selbst können dort Rat und Hilfe erbitten. Man wird prüfen, ob man die Kinder zu Hause lassen kann, indem man dort eine Unterstützung (Haushilfe, Mittagstisch) organisiert, oder ob man sie außerhalb, in einem Heim oder einer Pflegefamilie, unterbringen muß. Man soll versuchen, das dann nicht nur als ganz großes Unglück anzusehen, sondern es eher als vorübergehend notwendige Hilfe und Entlastung für einen selbst und für die Kinder zu erleben.

Noch viel schwerwiegender sind diese Probleme bei einer Scheidung. Wer soll die Kinder haben? Wo ist es für sie am besten? Selbst nach mehreren schweren Manien oder Melancholien der Mutter wird die Hauptregel sein, daß Kleinkinder (0–4 Jahre) bei der Mutter bleiben, sofern sie zur Versorgung der Kinder in der Lage ist; bei etwas größeren Kindern (5–10 Jahre) wird man sich vielleicht überlegen, ob die Mädchen bei der Mutter und die Jungen beim Vater bleiben sollen. Größere Kinder (11–17 Jahre) werden in hohem Maße selbst mitbestimmen. Bei der Ehescheidung muß der Familienrichter entscheiden, welchem Elternteil die elterliche Sorge für ein minderjähriges Kind zustehen soll. Dieser Elternteil trägt dann allein die Verantwortung für das Kind; er erhält das Recht und übernimmt die Pflicht, für die Person und das Vermögen des Kindes zu sorgen. Entscheidend ist dabei allein das Wohl des Kindes. Die Eheleute können bei der Einreichung des Scheidungsantrags einen entsprechenden Vorschlag unterbreiten. Der Familienrichter holt immer einen Bericht der Jugendbehörde ein. Der bei dieser Behörde tätige Sozialarbeiter wird mit den Eheleuten sprechen und ein über 14 Jahre altes Kind persönlich anhören. Die Entscheidung über die elterliche Sorge kann später auch wieder geändert werden, wenn dies im Interesse des Kindes geboten erscheint. In jedem Fall steht auch dem nicht sorgeberechtigten Elternteil das Recht zum persönlichen Umgang mit dem Kind zu.

Schwangerschaftsverhütung und Schwangerschaft

»Antibabypillen« sind ein besonderes Problem bei Frauen mit Neigung zur Melancholie. Wie bereits erwähnt, können Hormone manchmal eine Melancholie auslösen; aber es ist völlig unvorhersehbar, wann und bei wem. Wenn eine Frau während der Einnahme von »Antibabypillen«, bei denen es sich ja um Hormone handelt, eine Melancholie bekommt, sollte sie damit aufhören. Statt dessen sollte sie in Zukunft eine andere Art der Schwangerschaftsverhütung anwenden, z. B. Pessar oder Spirale. Es ist möglich, daß die neueren Arten der »Antibabypillen« mit einem niedrigeren Östrogengehalt einen geringeren Einfluß auf die Auslösung einer Melancholie haben; aber in der Regel ist es doch besser für Frauen mit (manisch-)melancholischen Stimmungsschwankungen, mechanische Schwangerschaftsverhütungsmethoden zu gebrauchen, wie eben z. B. Spirale oder Pessar. Die jeweils günstigste Methode sollte mit dem Frauenarzt besprochen werden.

Steht man unter Langzeitbehandlung mit Lithium oder zyklischen Antidepressiva, sollte man ganz besonders sorgfältig mit seinen Verhütungsmethoden sein, damit man nicht plötzlich von einer unerwarteten Schwangerschaft überrascht wird. Denn vermutlich gibt es ein etwas erhöhtes Risiko von Mißbildungen beim Kind unter dieser medikamentösen Langzeitbehandlung.

Wenn man aber schwanger werden möchte, dann sollte man mit dem behandelnden Arzt besprechen, ob man eine mindestens 3- bis 4monatige Pause der Langzeitbehandlung riskieren kann. Die Entscheidung hängt sehr von individuellen Besonderheiten ab.

Wenn die Kinder, die man sich gewünscht hat, bereits da sind, sollten sich beide Partner überlegen, ob nicht eine Sterilisation eines der Partner die beste Lösung ist.

Anstellung und Arbeit

Bei der Einstellung, zumindest aber vor Abschluß eines langfristigen Beschäftigungsverhältnisses, wird fast immer die gesundheitliche Situation geprüft. Im öffentlichen Dienst und bei allen größeren Betrieben geschieht das durch den Betriebs- oder Personalarzt. Nur bei kleineren Betrieben begnügt man sich mit der Beantwortung eines Fragebogens. Dabei wird praktisch immer nach bisherigen Erkrankungen und nach Krankenhausaufenthalten gefragt. Beamte und Angestellte im öffentlichen Dienst müssen sich strengeren gesundheitlichen Untersuchungen unterziehen. Dafür ist man dann aber auch, wenn man erst einmal nach Abschluß der Probezeit eine Verbeamtung auf Lebenszeit oder ein festes Angestelltenverhältnis erreicht hat, gegen eine Kündigung wegen Krankheit weitgehend gesichert. Dies gilt aber nur, wenn man breits durchgemachte deutliche Melancholien oder Manien bei der Einstellung angegeben hat. Wird das absichtlich verschwiegen, so ist das ein Grund zur (fristlosen) Kündigung. Die Gefahr, dadurch außerdem Versicherungsansprüche zu verlieren, ist nur bei privaten Versicherungen gegeben. Die Pensionen der Beamten und die Rentenansprüche der Angestellten und Arbeiter sind durch Gesetz geregelt und können weder herabgesetzt noch abgelehnt werden. Für die Ansprüche sind allein Dauer und Art der verrichteten Arbeit maßgebend.

In dieser Situation ist es schwer, einen guten Rat zu geben. Wenn man die Karten offen auf den Tisch legt, riskiert man, daß man die Stellung nicht erhält. Tut man das aber nicht, kann es später große Nachteile zur Folge haben, wenn herauskommt, daß man nicht die ganze Wahrheit gesagt hat. (Das gilt übrigens genauso auch für Lebensversicherungen.) Man kann dabei nicht nur – wie bereits erwähnt – Gefahr laufen, den Arbeitsplatz zu verlieren, weil der Arbeitsvertrag auf einer falschen Grundlage abgeschlossen wurde, sondern es ist für viele Menschen auch eine große Belastung, ständig mit der Furcht zu leben, »entdeckt« zu werden. Man sollte deshalb mit seinem Arzt sprechen und danach seinen Kurs festlegen.

Arbeitgeber halten sich im allgemeinen zurück, jemanden einzustellen, der oft und/oder lange krank gewesen ist, ganz besonders, wenn es sich um eine psychische Erkrankung handelt. Der Arbeitgeber, der öffentliche ebenso wie der private, will kein Risiko eingehen. Und wir möchten nicht verschweigen, daß es einige wenige Berufe gibt, in denen Menschen mit einer Neigung zu häufigen Melancholien oder Manien besser nicht angestellt oder nur unter bestimmten Voraussetzungen die Erlaubnis haben sollten, weiter diesen Beruf auszuüben, z. B. Piloten oder Zugführer.

Gerade eine beginnende und nicht gleich erkannte Melancholie oder Manie kann in diesen Berufen zu Fehlern mit Gefahr für viele Menschenleben führen. Das sowie die Gefahr großer finanzieller Verluste gilt auch für manche leitende Stellung in Politik, Verwaltung und Wirtschaft (was nicht gegen die Erfahrung spricht, daß gerade (manisch-)melancholische Menschen in diesen Berufen große Leistungen vollbracht haben).

In der überwiegenden Mehrzahl der Fälle jedoch ist die Beurteilung von Menschen, die eine psychische Erkrankung gehabt haben, nur durch den überaus verbreiteten Wunsch beeinträchtigt, das Andersartige, das Unbekannte und damit das Angstmachende möglichst weit von sich zu schieben. Wer von den Normen abweicht, ist immer auch von der Gnade der »normalen« Mehrheit abhängig.

Wenn der Arbeitgeber jedoch guten Willens ist und zudem eine Chance besteht, die Gesundheit und Arbeitsfähigkeit in absehbarer Zeit wiederherzustellen oder zu stabilisieren, dann gelingt es nicht selten, eine annehmbare Lösung zu finden. Wir haben gelegentlich Arbeitgeber für die Einstellung eines (manisch-)melancholischen Patienten gewinnen können, indem der Patient sich zu einer rückfallvorbeugenden Langzeitbehandlung (s. S. 47 f) entschloß und zusicherte, daß er diese Behandlung kontinuierlich und zuverlässig durchführen und durch uns kontrollieren lassen werde. Auch gibt es die Möglichkeit, wirtschaftliche Befürchtungen des Arbeitgebers durch sogenannte »beschützende Arbeitsverhältnisse« zu mindern. Es handelt sich dabei um Maßnahmen des Arbeitsamtes, weshalb man sich dorthin wenden sollte. Wie auch andere Rehabilitationsmaßnahmen können sie je nach Besonderheit des Einzelfalles auch von den Rentenversicherungsträgern oder über das Bundessozialhilfegesetz (BSHG) finanziert werden. Schließlich kann man versuchen, in der Rekonvaleszenz nach abgeklungener Krankheitsphase eine Teilzeitbeschäftigung im Rahmen der stufenweisen Wiedereingliederung am Arbeitsplatz zu erhalten, wobei dann in der Regel für die Beschäftigungszeit vom Arbeitgeber Lohn und für die Schonzeit von der Krankenkasse Krankengeld gezahlt wird, bis eine Vollbeschäftigung möglich ist. Bei Patienten mit einem Herzinfarkt wird das recht häufig in Anspruch genommen, bei Patienten nach Depressionen bisher nur in Ausnahmefällen.

Nach dem Gesetz zur »Sicherung der Eingliederung der Schwerbehinderten in Arbeit, Beruf und Gesellschaft« (Schwerbehindertengesetz) können auch psychisch Kranke als Schwerbehinderte anerkannt werden. Der Antrag auf Feststellung der Behinderung muß beim Versorgungsamt gestellt werden. Man hat damit Erleichterungen bei der Arbeitsplatzbeschaffung, weil Betriebe und auch der öffentliche Dienst verpflichtet sind, einen bestimmten Prozentsatz Schwerbehinderter einzustellen. Man erhält damit auch einen erhöhten Kündigungsschutz, mehr Urlaub, darf keine Überstunden leisten und steht unter der sozialen Betreuung des Versorgungsamtes. Auch kann man Steuervergünstigungen erhalten, bei Erfüllung bestimmter Voraussetzungen als freiwilliges Mitglied in eine gesetzliche Krankenkasse oder eine Ersatzkasse aufgenommen werden sowie Rente oder Pension früher in Anspruch nehmen. Für (manisch-)melancholisch Kranke wird dieser Schutz aber nur selten in Betracht kommen, da die Erkrankung ja in der Regel nicht zu einer Dauerbehinderung führt.

Umschulung und Pensionierung bzw. Berentung

Vielleicht hat man seine Stellung verloren, weil die (manisch-)melancholischen Stimmungsschwankungen häufig auftraten und lange anhielten. War man deswegen innerhalb von 3 Jahren länger als 78 Wochen krank, dann zahlen die Krankenkassen auch kein Krankengeld mehr (übernehmen aber weiterhin die Kosten für ambulante und stationäre Behandlung). Es kommen einem dann Fragen nach Umschulung oder Berentung/Pensionierung. Dafür ist dann nicht mehr die Krankenkasse zuständig.

Umschulung ist vielmehr Aufgabe des Arbeitsamtes. Die Kostenträger dafür sind die Bundesanstalt für Arbeit oder die Rentenversicherungen BfA (Bundesversicherungsanstalt für Angestellte) und LVA (Landesversicherungsanstalten), die Berufsgenossenschaften oder auch die öffentliche Hand nach den Vorschriften des Bundessozialhilfegesetzes (BSHG). BfA und LVA sind auch die Kostenträger für die Renten der Angestellten und Arbeiter, während für die Pensionierung von Beamten die jeweilige Behörde zuständig ist. Am besten läßt man sich bei diesen Fragen von einem Sozialarbeiter im Krankenhaus, bei der Gesundheits- oder der Sozialbehörde, aber auch im Arbeitsamt und bei den Beratungsstellen der freien Wohlfahrtsverbände beraten.

Beamte können wegen Erkrankung *vorübergehend* in den Ruhestand versetzt oder *vorzeitig* pensioniert werden, Arbeiter und Angestellte eine Rente auf Zeit erhalten oder ebenfalls vorzeitig berentet werden. Dabei gibt es 2 Rentenarten:

- Berufsunfähigkeitsrente, wenn man im erlernten Beruf z. Z. nicht arbeiten kann, wohl aber in einem anderen Beruf, der allerdings nur ein geringeres Einkommen erbringt,
- Erwerbsunfähigkeitsrente, wenn überhaupt keine »verwertbare Arbeitsleistung« mehr erbracht werden kann.

Diese Maßnahmen werden aber bei (manisch-)melancholischen Patienten nur selten in Betracht gezogen, und zwar eigentlich nur dann, wenn häufige Rückfälle oder unvollständige bzw. ausbleibende Genesung nach einer Krankheitsphase die Arbeitsfähigkeit anhaltend und ohne Aussicht auf Besserung beeinträchtigen und wenn es nicht gelingt, eine wirksame Langzeitbehandlung einzurichten. Und das ist – wie gesagt – sehr selten der Fall. Auch dann aber sollte man eine Berentung/Pensionierung nicht als unwiderruflichen und letzten Schritt ins untätige Abseits ansehen. Wir haben Menschen kennengelernt, die auf Rente/Pension gesetzt wurden, weil damals alles so hoffnungslos aussah, und denen es heute, z. B. durch eine Dauerbehandlung, wieder so gut geht und die so stabil sind, daß sie wieder voll arbeiten können.

Nicht zuletzt in solchen Erfahrungen ist es begründet, wenn alle Renten, die aus Krankheitsgründen gezahlt werden, nur befristet gewährt und bei unbefristeter Gewährung üblicherweise alle 2 Jahre überprüft werden. Erlangt man die Leistungsfähigkeit wieder, dann wird die Rentenzahlung eingestellt.

Führerschein und Verkehr

Die Erfahrung lehrt, daß Patienten mit manisch-melancholischen Stimmungsänderungen im allgemeinen kein besonderes Risiko im Verkehr darstellen, weder für sich noch für andere.

Bei der Beantragung eines Führerscheins gibt es keine Schwierigkeiten, wenn man die Führerscheinprüfung besteht. Bis auf den Nachweis ausreichender Sehfähigkeit werden keine speziellen Gesundheitsuntersuchungen durchgeführt, es sei denn, man hat entsprechende Fragen nach Vorerkrankungen im Führerscheinantrag positiv beantwortet. Probleme können auch dann auftreten, wenn man, womöglich mehrfach, wegen Verkehrsübertretungen aufgefallen ist, wenn einem der Führerschein abgenommen wurde und man ihn wiederhaben will oder auch, wenn man zwangsweise in ein psychiatrisches Krankenhaus eingewiesen werden mußte (s. S. 85f). Dann nämlich kann die zuständige Verwaltungsbehörde die Vorlage eines ärztlichen Attests oder Gutachtens als eine Voraussetzung dafür verlangen, daß man den Führerschein zurückbekommt oder behalten darf.

Einen Psychiater sollte man aber auch von sich aus um Rat fragen, wenn man bereits manische oder melancholische Phasen gehabt hat. Man sollte den Psychiater aufsuchen, den man von früheren Behandlungen her kennt und zu dem man Vertrauen hat. Manchmal fordert die Polizeibehörde ein Gutachten auch vom Technischen Überwachungsverein (TÜV) an. In dem ärztlichen Gutachten können psychiatrische Krankheiten natürlich nicht verschwiegen werden. Aber wenn die Polizeibehörde auf der Grundlage des Gutachtens prüft, ob der Führerschein (wieder) erteilt werden kann, dann wird sie besonders aufmerksam Feststellungen beachten, aus denen hervorgeht, ob sich der Zustand in jüngster Zeit stabilisiert hat oder ob der Betroffene zuverlässig ist und regelmäßig vorbeugende Arzneimittel, z. B. Lithium, nimmt.

Zu Beginn einer Behandlung mit Psychopharmaka und auch während der Behandlung in einer psychiatrischen Klinik sollte man das Autofahren unterlassen. Sobald aber die Krankheit durch die Behandlung gut unter Kontrolle gebracht ist und sich der Organismus an die Medikation gewöhnt hat, wenn z. B. eine stabile Dosierung erreicht und das anfängliche Schwindelgefühl wieder verschwunden ist, dann kann man wieder anfangen. Man muß aber wissen, daß sich unter der medikamentösen Behandlung die Wirkung zusätzlich genommener Stoffe, z. B. Schlafmittel oder Alkohol (bereits in ganz geringen Mengen!) verstärken kann, so daß die Fahrtüchtigkeit dann doch durch verlangsamtes Reaktionsvermögen, Müdigkeit oder auch unscharfes Sehen vermindert sein kann. Auf jeden Fall sollte man das Thema mit dem behandelnden Arzt besprechen. Gegenseitiges Vertrauen ist Grundlage für eine entspannte Haltung in diesen Fragen.

Kauf und Verkauf

Während einer manischen Phase neigt man dazu, Dinge zu kaufen, die man sonst nicht kaufen würde; entweder weil sie zu teuer sind oder weil man keinen Bedarf für sie hat. Man wird mehr als gewöhnlich und vor allem auffallende und teure Kleidung kaufen. Es kann auch passieren, daß man leichten Herzens Kaufverträge über größere Anschaffungen unterschreibt: Autos, Wohnungseinrichtungen, Häuser. Selten kommt es auch einmal vor, daß ein Melancholiker Besitz unter Wert verkauft oder einfach weggibt.

Solche Abschlüsse sind rechtlich ungültig. Aber nur dann kann man versuchen, schon eingetretene Folgen rückgängig zu machen, wenn nachgewiesen werden kann, daß man zum Zeitpunkt des (Ver-)Kaufabschlusses geschäftsunfähig (§ 104 BGB) war oder »unter einer vorübergehenden Störung der Geistestätigkeit« (§ 105 BGB) litt. Sicherlich ist das einfacher, wenn ein solcher Kaufabschluß nach Ansicht des (Ver-)Käufers ganz und gar ungewöhnlich war. Andernfalls muß man womöglich das Gericht einschalten, das sich in der Regel auf das Gutachten eines Psychiaters stützt. Der kann eine brauchbare Erklärung aber natürlich nur dann abgeben, wenn er den Betroffenen um die in Frage stehenden Tage herum auch untersucht hat. Es nützt also nichts oder ist zumindest sehr schwierig, wenn man sich erst Wochen oder Monate später mit der Bitte um ein entsprechendes Attest an ihn wendet.

Für die Angehörigen, speziell für den Ehepartner, kann das zu schwierigen Situationen führen: mitverantwortlich zu sein für finanzielle oder wirtschaftliche Entscheidungen, für die der kranke Partner nicht geschäftsfähig war – und die dieser vielleicht über den Kopf des Partners hinweg und trotz seiner Warnungen und Versuche, ihn davon abzuhalten, eigenmächtig getroffen hat.

Juristischer Beistand ist dann evtl. erforderlich, obwohl dies die familiäre Krise kurzfristig verschlechtern kann. Sicher kann solch Vorgehen zum Zeitpunkt der Ereignisse sehr unangenehm sein, langfristig aber wird sich zeigen, daß es dem Vorteil aller diente.

Wenn man wegen einer psychischen Krankheit oder Behinderung seine Angelegenheiten ganz oder teilweise nicht besorgen kann (§ 1896 BGB, gültig ab 1.1.1992), dann kann man dafür auf seinen Antrag hin oder von Amts wegen einen Betreuer erhalten.

Betreuung nach dem Betreuungsgesetz

Ein Betreuer wird vom zuständigen Amtsgericht bestellt, und zwar nur für die Aufgabenkreise, in denen die Betreuung erforderlich ist, wie Regelung der wirtschaftlichen Angelegenheiten oder Zustimmung zur Heilbehandlung oder Bestimmung des Aufenthaltes des Kranken. Pflicht des Betreuers ist es in jedem Fall, die Angelegenheiten des Betreuten zu dessen Wohl zu besorgen, wobei er die Wünsche des Betreuten in zumutbarem Umfang zu berücksichtigen hat. Bei seinen Entscheidungen wird er sich jedoch weder von krankheitsbedingten Forderungen des Patienten noch von manchen Wünschen von Familienangehörigen beeinflussen lassen, wenn diese dem Wohl des Betreuten entgegenstehen.

Die Betreuung soll mit dem Einverständnis des Betroffenen eingerichtet und möglichst nicht von engsten Familienangehörigen übernommen werden. Manchmal muß der Betreuer Entscheidungen treffen, deren Notwendigkeit der Kranke nicht immer gleich einsieht. Dadurch kann eine oft schon gespannte familiäre Atmosphäre weiter verschlechtert werden, wenn der Betreuer zur engsten Familie gehört. Die Betreuung wird vom Gericht eingerichtet, das sich auf ein ärztliches Attest stützt. Auf Antrag des Betroffenen wird die Betreuung vom Vormundschaftsgericht überprüft.

Aufklärung und Einwilligung

Selbstverständlich hat man als Patient das Recht, über seine Krankheit aufgeklärt zu werden, und der Arzt muß einen über die Behandlung informieren. Man will doch wissen, *woher* die Krankheit kommt, welche Ursachen und Gründe es dafür gibt. Noch wichtiger ist es aber sicherlich, zunächst für einen selbst, nicht selten aber auch vielleicht für die Familie, zu erfahren, *wohin* das Ganze führen wird, ob die Erkrankung wieder verschwinden wird, ob etwas davon zurückbleibt, ob sie wiederkommen wird und was man dagegen machen kann, mit welcher Behandlung der Arzt helfen kann und wie man selbst am Gesundwerden und Gesundbleiben mithelfen kann.

Dabei kommt es darauf an, daß man versteht, worum es geht. Fremdwörter und Fachausdrücke stören dabei viel eher, als daß sie das Verständnis fördern. Es wird dann deutlich werden, daß der Arzt über die Ursachen der Depression, Melancholie oder Manie bei einem selbst oft nur Vermutungen äußern kann, da unsere wissenschaftlich gesicherten Erkenntnisse dazu noch recht lückenhaft sind. Über die Zukunftschancen kann er meist schon viel mehr sagen, da über den weiteren Verlauf der (manisch-)melancholischen Krankheit Kenntnisse vorliegen, die durch breite und lange Erfahrung begründet sind. Man sollte allerdings nicht erwarten, daß man ganz exakte Antworten erhält. Denn die Krankheit spielt sich ja immer in einem einzelnen Menschen ab; sie wird deshalb auch durch die individuelle Persönlichkeit des Patienten, seine Lebensgeschichte und seine Lebenssituation, die ihn von allen anderen Menschen mehr oder weniger unterscheiden, immer wieder einzigartig abgewandelt. Der Arzt kann deshalb den weiteren Verlauf nur mit mehr oder weniger großer, nicht aber mit absoluter Bestimmtheit voraussagen. Am sichersten kann der Arzt einen darüber informieren, welche Behandlung erforderlich ist, wie groß die Erfolgschance der Behandlung ist und welche Risiken mit der jeweiligen Behandlung verbunden sind. Zum Glück verfügen wir ja heute auch in der Psychiatrie über eine Reihe wirksamer Behandlungsverfahren. Praktisch ist aber keines dieser Verfahren von unerwünschten Nebenwirkungen und Risiken ganz frei – wie wir das auch in den vorangehenden Kapiteln ausführlich beschrieben haben.

Nun hat die Aufklärung darüber nach unserem ärztlichen Verständnis Grenzen. Mit einem weitgehend gesunden Patienten werden wir die Notwendigkeit und die Risiken einer rückfallvorbeugenden Langzeitbehandlung sehr ausführlich besprechen. Wir halten es aber für unärztlich, einen Kranken, der sich in seiner Melancholie mit nicht zutreffenden krankhaften Vorstellungen quält, etwa daß er an einer körperlichen Krankheit zugrunde geht, über alle möglichen körperlichen Nebenwirkungen einer erfolgversprechenden Behandlung aufzuklären. Wir müßten doch befürchten, seine Ängste und seine Hoffnungslosigkeit noch zu verstärken. Dadurch könnten auch seine Heilungschancen vermindert werden. Zudem kann man sich in seiner melancholischen Gleichgültigkeit, Verzweiflung oder Entscheidungsunfähigkeit dazu vielleicht gar nicht äußern oder gar entscheiden. Wir meinen allerdings auch, daß in dem Maße, in dem der Arzt den Patienten nicht total aufklären kann, eben um ihm nicht zu schaden und den Heilungsprozeß nicht zu stören, seine Verantwortung noch zunimmt. Das schlägt sich dann beispielsweise in der Sorgfalt nieder, mit der er den Behandlungsverlauf kontrolliert.

Die Einwilligung des Patienten in die Behandlung ist nur dann gültig, wenn er verstanden hat, worum es geht, und wenn er auch entscheidungsfähig ist. Wir haben schon gehört, und mancher Kranke hat das an sich selbst erfahren müssen, daß diese Fähigkeiten manchmal, und dann auch nur vorübergehend, eingeschränkt oder verlorengegangen sein können. In solchen Fällen steht der Arzt dann vor einer schwierigen Entscheidung. Er muß für den einzelnen Kranken prüfen, ob er die Behandlung ohne ausdrückliches Einverständnis des Kranken beginnen kann und soll oder ob er eine Betreuung des Patienten für den Aufgabenbereich »Zustimmung zur Heilbehandlung« beim Amtsgericht beantragen muß. Er wird sich leichter entschließen können, diese zeitraubende und für den Kranken möglicherweise sozial nachteilige Maßnahme zu vermeiden, wenn er – auch aufgrund der Äußerungen von Angehörigen – annehmen kann, daß der Kranke mit der Behandlung vermutlich einverstanden ist, und daß er in wenigen Tagen seine Fähigkeit zum Verstehen und Entscheiden wiedergewinnen wird. Lehnt der Patient die Behandlung hingegen eindeutig ab, weil er sich beispielsweise in seiner Manie überhaupt nicht krank fühlt, und erscheint eine Behandlung dringend notwendig, dann wird der Arzt nicht darum herumkommen, eine Betreuung mit dem Aufgabenbereich »Zustimmung zur Heilbehandlung« zu beantragen (s. S. 80f).

Schweigepflicht

Der Arzt und seine Mitarbeiter sind gesetzlich verpflichtet, über alles, was sie während ihrer Arbeit mit dem einzelnen Patienten über diesen erfahren, Schweigen zu bewahren. Das ist eine wesentliche Grundlage des Vertrauens zwischen dem Patienten und denjenigen, die ihn behandeln. Der Patient muß sicher sein, daß seine Angaben und Äußerungen vertraulich bleiben. Aber auch hier gibt es Probleme. Die Entwicklung der modernen psychiatrischen Behandlung hat es mit sich gebracht, daß der Arzt oft nicht mehr allein behandelt, sondern daß – zumal im Krankenhaus – eine ganze Reihe von Mitarbeitern des Arztes (Schwestern, Pfleger, Psychologen, Sozialarbeiter, Beschäftigungstherapeuten, um nur einige zu nennen) therapeutisch tätig und wirksam werden. Es liegt auf der Hand, daß sie dafür auch über den Kranken informiert sein müssen. Natürlich unterliegen sie genauso der Schweigepflicht wie der Arzt. Wenn ein Patient solche weitergehende Information als störend oder unangenehm empfindet und deshalb vielleicht Wichtiges auch dem Arzt verschweigt, dann sollte er diese Schwierigkeiten mit seinem Arzt unter vier Augen besprechen. Es läßt sich dann immer eine Lösung finden, auch die, daß der Arzt ausdrücklich zusichert, manches ausschließlich bei sich zu behalten.

Manchmal wollen Patienten auch, daß der weiterbehandelnde oder der zusätzlich behandelnde Arzt nicht oder zumindest nicht vollständig informiert wird. Wenn dieser Wunsch vom Patienten ausdrücklich ausgesprochen wird, dann wird sich der überweisende Arzt auch daran halten. Er wird allerdings dem Patienten klarzumachen versuchen, daß der nachbehandelnde Arzt zumindest die Informationen braucht, die für die Behandlung wichtig sind. Abgesehen davon, daß der darin zum Ausdruck kommende Vertrauensmangel keine gute Grundlage für die Behandlung ist.

Schwieriger wird es schon, wenn Krankenkassen, Versicherungen, Behörden oder Gerichte Auskünfte über den Patienten zu erhalten suchen. Manche Institutionen, wie die Krankenkassen, haben dazu auch das Recht. Es ist ja verständlich, daß die Kasse anhand von Angaben zur Behandlungsbedürftigkeit (Diagnose, Therapie) prüfen will, ob sie zu Recht bezahlt. Und die Kasse erhält eben nur ganz wenige und grobe Informationen. Trotzdem wird damit deutlich, daß die Vertraulichkeit seiner Beziehung zum Patienten vom Arzt nach verschiedenen Seiten verteidigt werden muß und daß er in jedem Einzelfall abwägen muß, wie er den Interessen seines Patienten am besten dienen kann.

In aller Regel wird er in solchen Fällen Auskünfte über seinen Patienten nur geben, wenn der Patient ihn von der Schweigepflicht entbunden hat. Wir verlangen eine schriftliche Schweigepflichtentbindung, die uns bzw. die Klinik namentlich nennt und auch den Adressaten enthält, an den die Auskünfte gegeben werden sollen. Mit einer allgemeinen Schweigepflichtentbindung geben wir uns um so weniger zufrieden, je eher wir Zweifel haben, ob der Patient die Auskunft tatsächlich will oder ob der Patient weiß, wovon er uns entbunden hat.

Es ist deshalb verständlich, daß der Arzt auch dann, wenn sein Patient ihn von der Schweigepflicht entbunden hat, die erbetene Auskunft keineswegs geben muß. Er ist dann nur berechtigt, aber nicht verpflichtet, Auskunft zu erteilen. Er wird also auch dann nicht automatisch handeln, sondern abwägen, was im besten Interesse seines Patienten liegt.

Diese Erwägungen sind auch noch in einem anderen Zusammenhang von Bedeutung. Gelegentlich wollen Kranke das Krankenblatt, das der Arzt über sie anlegt, in die Hand bekommen. Vielleicht manchmal aus Neugier, häufiger wohl aus Mißtrauen, in einigen Fällen mit dem Argument, dadurch die Krankheit besser verarbeiten und überwinden zu können. Neuerdings berufen sich einige Patienten auf die jüngste Rechtsprechung, die allerdings z. Z. sehr im Fluß ist.

Das Krankenblatt oder die Krankengeschichte, wie die Unterlagen oft auch genannt werden, umfaßt nicht nur alle vom Patienten erhobenen Untersuchungsbefunde, die Diagnose und Krankheitsbeurteilung sowie Angaben zur Behandlung, sondern auch Angaben *von* Angehörigen, Arbeitskollegen oder auch von Mitpatienten, sogenannten »dritten Personen« im weitesten Sinne. Einige dieser Angaben wurden mit dem ausdrücklichen Hinweis gegeben, daß der Patient sie nicht erfahren dürfe. Sie unterliegen damit ebenfalls der Schweigepflicht. Weiterhin enthält das Krankenblatt in der Regel auch Angaben *über* dritte Personen, denn gerade psychische Krankheiten spielen sich ja nicht im luftleeren Raum ab, sondern entwickeln sich im Kontakt mit anderen Menschen und wirken sich auf diese auch aus. Somit sind hier oft auch die Rechte Dritter betroffen, die einer Einsicht des Patienten in sein Krankenblatt entgegenstehen.

Auch muß man wissen, daß das Krankenblatt primär eine Gedächtnisstütze und Arbeitsunterlage des Arztes ist. Er wird hier also auch Vermutungen und vorläufige Schlußfolgerungen notieren; und dies in seiner Fachsprache. Aus alledem könnte der Patient falsche Schlüsse ziehen, die den Heilungsprozeß beeinträchtigen könnten. Der Arzt wird es deshalb meist ablehnen müssen, den Patienten Einsicht in sein Krankenblatt nehmen zu lassen. Vielmehr wird er bemüht sein, dem Patienten alle seine berechtigten und verständlichen Fragen im Gespräch zu beantworten, so daß die Gesundung des Patienten unterstützt wird, aber auch die Rechte Dritter gewahrt bleiben.

Zwang

Zwangseinweisung

Nun kommen wir zu einem Abschnitt, der im Umgang mit psychisch Erkrankten zum unangenehmsten gehört. Gerade weil psychische Erkrankungen wie Melancholie und Manie die Urteilskraft eines Menschen so weitgehend verändern können, ist es erforderlich, daß in bestimmten Situationen andere Menschen für den Kranken urteilen und entscheiden müssen, auch wenn er das Warum nicht einsieht. Droht jemand während einer Melancholie ernsthaft damit, sich das Leben zu nehmen, dann können und dürfen weder die Angehörigen noch der Hausarzt oder andere einfach zusehen; sie können nicht passiv bleiben, wenn solch ein Kranker sich nicht behandeln lassen will oder in eine Einweisung ins Krankenhaus nicht einwilligt. Das gleiche gilt auch, wenn jemand – was glücklicherweise extrem selten ist – in einer Manie droht, einen anderen umzubringen oder auch, wenn er manisch erregt mit dem Auto verkehrsgefährdend durch die Stadt rast. Das ist natürlich eine sehr schwierige Situation. Der Kranke will sich nicht einweisen lassen, während die Angehörigen oder der Hausarzt meinen, daß eine Einweisung zur Behandlung im Krankenhaus unbedingt erforderlich ist. Sie werden sich dann an das Gesundheitsamt, in Fällen ganz unmittelbarer Gefahr auch direkt an die Polizei wenden müssen. Gerade diesen Versuch aber erlebt man als Kranker – vor allem natürlich, wenn man sich gar nicht krank fühlt – als Drohung, Verrat oder gar Verschwörung, zumindest als einen Vertrauensbruch, der das Verhältnis zu den Angehörigen schwerwiegend belasten kann.

Wir haben nun Gesetze, die festlegen, wann und wie in solchen Situationen ein Kranker auch gegen seinen Willen – also zwangsweise – in ein psychiatrisches Krankenhaus eingewiesen und dort auf einer geschlossenen Station untergebracht werden kann. Damit soll auch ein Mißbrauch der Unterbringung ausgeschlossen werden. Die Gesetze sind deshalb recht umfangreich. Es sind landeseigene Gesetze, die sich zwischen den einzelnen Ländern der Bundesrepublik Deutschland zum Teil deutlich unterscheiden. Das liegt nicht zuletzt daran, daß sich die großen Fortschritte der psychiatrischen Behandlungsmöglichkeiten und die auch damit verbundene Änderung der Einstellung zum psychisch Kranken noch nicht in allen Bundesländern in einer Neufassung der entsprechenden Gesetze niedergeschlagen haben (s. Anhang S. 100f).

Indessen stimmen alle Gesetze darin überein, daß man nur dann gegen seinen eigenen Willen (oder im Zustand der Bewußtlosigkeit) untergebracht werden darf, wenn man durch sein krankheitsbedingtes Verhalten

- → sich selbst (z. B. durch Selbstmord, Nahrungsverweigerung usw.) oder
- → andere (z. B. durch kritikloses Fehlverhalten) an Leben oder Gesundheit erheblich gefährdet und dadurch/oder
- → eine erhebliche Gefahr für die öffentliche Sicherheit und Ordnung darstellt (z. B. in Selbstmordabsicht auf der Straße in ein fahrendes Auto hineinläuft)
- – und wenn diese Gefahren nicht anders abgewendet werden können, beispielsweise durch eine wirksame Behandlung.

Die Unterbringung wird im Prinzip auf der Basis eines (amts-)ärztlichen Zeugnisses von der Ordnungsbehörde (Polizei) durchgeführt und vom Amtsgericht auf ihre Rechtmäßigkeit geprüft. Praktisch wird in jedem Fall das Amtsgericht, in der Regel das Gesundheitsamt und oft ein weiterer Arzt sowie manchmal die Polizei beteiligt. Je nach Dringlichkeit sind die Verfahrensweisen etwas unterschiedlich. Muß eine unmittelbare Gefahr abgewendet werden, bleibt oft keine Zeit, noch vor der sofortigen Unterbringung eine richterliche Entscheidung herbeizuführen. Der Richter muß dann aber spätestens am Tag nach der Aufnahme im Krankenhaus die Unterbringung des Kranken anordnen.

Das Gericht muß sich einen persönlichen Eindruck von dem Betroffenen verschaffen. Diese Vorschrift soll natürlich dem Schutz des Betroffenen dienen. Unglücklicherweise leitet sie sich aber aus unserer Strafrechtsordnung ab. Danach muß jeder Angeklagte persönlich vor seinem Richter erscheinen. So verwundert es einen nicht, daß manche Kranke mit Schuldgedanken ganz irrtümlich glauben, sie stünden vor einem Tribunal, das sie nun wegen ihrer gewähnten Fehler oder Verbrechen bestrafen müsse. Der Kranke ist dann nicht davon zu überzeugen, daß das Gericht kein Strafgericht, sondern einzig und allein dazu da ist, die Rechtmäßigkeit der Unterbringung zu prüfen und die Unterbringungsdauer festzulegen.

Der Kranke wird über den Beschluß informiert und kann dagegen Beschwerde einlegen.

Sofort nach der Einweisung wird der Untergebrachte vom Arzt im Krankenhaus untersucht. Stellt der Arzt fest, daß die Voraussetzungen für die Unterbringung nicht oder nicht mehr bestehen, darf er den Patienten gegen dessen Willen nicht weiter im Krankenhaus behalten. Vielleicht wird er aber versuchen, den Patienten davon zu überzeugen, daß ihm eine Behandlung in der Klinik guttun würde, so daß der Patient dann freiwillig weiter in der Klinik bleibt.

Zurückhaltung mit Zwang

In den allermeisten Fällen werden die Patienten entlassen, wenn sie es wünschen – auch wenn man auf der Station den Eindruck hat, daß es für den Patienten besser wäre, noch im Krankenhaus zu bleiben. Aber einem Patienten muß die Entlassung verweigert werden, wenn die beschriebenen Unterbringungsgründe vorliegen. Und auch Patienten, die nicht zwangsweise eingewiesen wurden, kann die Entlassung dann verweigert werden.

Stellt man während des Krankenhausaufenthaltes fest, daß der Patient beabsichtigt, sich das Leben zu nehmen, so ist ganz klar, daß die Ärzte die Verantwortung für eine Entlassung nicht übernehmen können. Konsequenz: Der Patient muß zurückgehalten werden.

Dies ist vielleicht der schlimmste Konflikt zwischen Arzt und Patient. Der Patient fühlt sich hinters Licht geführt und im Stich gelassen. Freiwillig ist er ins Krankenhaus gekommen und hat in die Behandlung eingewilligt, und trotzdem darf er nun das Krankenhaus nicht verlassen. Das mag den Patienten tief verletzen, aber auch für den Arzt ist es kein leichter Entschluß. Aus Erfahrung weiß er, oder spürt es, daß manche Patienten das Vertrauen zu ihm oder zu den Ärzten ganz allgemein vielleicht niemals wiederfinden werden. Wir meinen, daß es hierfür keine befriedigende Lösung gibt. Es scheint manchmal wie bei tragischen Konflikten der Antike: Von außen her gesehen hat man Mitgefühl und Verständnis für alle Beteiligten, man weiß, daß es weder Gewinner und Verlierer noch Helden und Schurken gibt: Trotz aller guten Vorsätze bleiben nur Verlierer übrig. Glücklicherweise halten die meisten Patienten die Entscheidung des Arztes zumindest rückblickend für notwendig und richtig, wenn sie wieder gesund sind und die Situation erkennen, in der sie sich befunden haben.

Zwangsbehandlung

Eine Behandlung gegen den Willen des Patienten ist bei (manisch-)melancholischen Patienten nur selten nötig. Sie läßt sich aber nicht umgehen, wenn erhebliche Gefahr für Leben und Gesundheit des Patienten oder anderer Personen im Verzuge ist, die nur durch eine sofort eingeleitete Behandlung abgewendet werden kann. Ändert sich die bedrohliche Situation nicht sehr schnell und willigt der Patient auch weiterhin in die notwendige Behandlung nicht ein, dann wird man beim Amtsgericht die Einrichtung einer Betreuung zum Zwecke der Zustimmung zur Heilbehandlung beantragen müssen (s. S. 80f). Dies ist auch bei Patienten zu überlegen, die über längere Zeit unter Verfolgungswahn gelitten haben, Patienten, die sich jeder Behandlungsform widersetzt haben, obwohl die Behandlung als erforderlich angesehen wurde und bei denen es die Angehörigen und der Hausarzt aufgegeben haben, den Patienten zu überzeugen.

Der Arzt wird nur in äußerster Not zu einer Zwangsbehandlung greifen. Er wird statt dessen im Laufe von 1, 2 oder 3 Wochen versuchen, zu einem Einverständnis des Patienten zu kommen. Manchmal gelingt es, manchmal nicht.

Abschließende Bemerkungen über Zwang

Die Zahl der Zwangseinweisungen oder anderer Maßnahmen unter Zwang ist in den letzten 20 bis 30 Jahren bedeutend zurückgegangen. Unserer Meinung nach ist dies auf 3 Gründe zurückzuführen:

- Bessere Aufklärung hat dazu geführt, daß die Bevölkerung weniger Furcht hat.
- Viele psychiatrische Kliniken und Krankenhäuser sind »offener«, »freundlicher« als früher, sowohl was die Gebäude als auch was die Haltung des Pflegepersonals und der Mitpatienten angeht.
- Die psychiatrischen Behandlungen sind wesentlich wirksamer geworden. Das betrifft ganz besonders die Behandlung und die Vorbeugung von (manisch-)melancholischen Stimmungsänderungen.

Die Zahl der Zwangsmaßnahmen kann noch weiter herabgedrückt werden. Aber das ist sicher nur mit gemeinsamer Anstrengung aller Beteiligten einschließlich der Öffentlichkeit möglich. Und es ist unserer Meinung nach ein naiver Glaube, daß man eines Tages ganz ohne Zwang wird auskommen können. Der Mensch kann nicht alle tragischen Ereignisse verhindern; aber miteinander können wir darauf hinarbeiten, daß sie nicht unnötig oft auftreten und daß ihre Wirkungen abgemildert werden.

Klagen über Ärzte und Krankenhäuser

Unsere allgemeine Ansicht dazu ist so: Zuwenig oder zuviel verdirbt alles. In der ersten Hälfte unseres Jahrhunderts wurden die Ärzte grenzenlos bewundert. Bahnbrechende Leistungen in der Chirurgie und in der Behandlung ansteckender Krankheiten bildeten zu einem Teil die Grundlage dafür. Bei einer solchen allgemein verbreiteten Einstellung wurden Ärzte nur selten angegriffen – selbst in begründeten Fällen. Später verblaßte der Glanz aus verschiedenen Gründen. Herz- und Gefäßkrankheiten, Krebs und psychische Erkrankungen sind nun in den Vordergrund getreten und erfüllen die Bevölkerung mit ebensoviel Ablehnung und Furcht wie ansteckende Krankheiten früher. Diese Krankheiten töten weniger unmittelbar, halten indessen meist länger an und quälen die Menschen vielfältiger. Sie können jedoch noch keineswegs mit demselben Erfolg wie die früheren Infektionskrankheiten behandelt werden. Gleichzeitig ist aber der Anspruch auf Gesundheit gestiegen, manche betrachten sie bereits als ein garantiertes und einklagbares Recht. Hinzu kommt, daß die durchschnittlich höhere Lebenserwartung vermutlich wesentlich mehr durch Änderungen der Hygiene, von Wohnverhältnissen und Ernährung, durch mehr Protein und Vitamine beeinflußt ist, als jede ärztliche Krankheitsbehandlung es erreichen konnte.

Deshalb befinden sich die Ärzte heute in einer sehr viel angreifbareren Position als früher. Und nicht zuletzt aus diesen Gründen nehmen sowohl die ungerechtfertigten als auch die gerechtfertigten (An-)Klagen zu. In den USA hat dies u. a. zu einer enormen Zahl von Ersatzansprüchen gegenüber Ärzten geführt. Nun ist dies auf sehr spezielle Verhältnisse in diesem Lande zurückzuführen, bei denen der Anwalt einen bestimmten Prozentsatz der Erstattungssumme erhält. Wenn ein Patient die Summe von 100 000 Dollar zugesprochen erhält, so bekommt der Anwalt davon 25 000 bis 40 000 Dollar. Somit ist ein Anwalt, der nur ein paar solcher Fälle pro Jahr gewinnt, ganz gut dran. Einige amerikanische Anwälte leben ausschließlich davon und denken offensichtlich nicht darüber nach, daß dadurch die Ärzte zu einer defensiven Medizin gedrängt werden, die langfristig nicht ohne negative Auswirkungen auf die Patienten bleiben kann.

Werden Ärzte genügend oft verklagt, dann müßten sie diese Möglichkeit bereits bei der Untersuchung und bei der Behandlung berücksichtigen. Die Beziehung zum Patienten würde formaler, bürokratischer, »schriftlicher« und damit genau das Gegenteil von dem werden, was viele Patienten vom Arzt heute mehr denn je erwarten: das Gespräch ohne Hast, die persönliche Zuwendung. Zudem könnte bei den Ärzten auch eine Tendenz entstehen, teure und überflüssige Untersuchungen durchzuführen, um sich abzusichern, und darüber hinaus würden sie vielleicht eine möglicherweise unnötige Behandlung monate- oder jahrelang weiterführen.

Was kann man tun?

Klagen Sie, wenn es einen Grund zur Klage gibt! Aber sprechen Sie zuerst mit Ihrem Arzt. Wenn das nicht hilft, dann suchen Sie bitte Rat bei Ihrer eigenen Familie, bei Freunden und Bekannten, beim Hausarzt, auch bei einem Anwalt. Sowohl Arzt als auch Patient haben ein Interesse daran, daß sichtliche Fehler aufgeklärt werden und, falls erforderlich, in irgendeiner Form geahndet werden. Bevor der Weg zum Gericht beschritten wird, sollte man den Fall den sogenannten Schiedsstellen vorlegen, die von den Landesärztekammern eingerichtet wurden. Das hat den Vorteil, eine sachkundige Beurteilung zu erhalten. Ist man davon nicht überzeugt, kann man immer noch zum Gericht gehen (s. Anhang S. 101f).

Schicksal und eigener Wille

Wir haben schon früher darauf hingewiesen, daß die Haltung des Arztes bei der Behandlung anders sein muß als bei der Vorbeugung. Bei der Behandlung einer Krankheitsphase tritt der Arzt in die Rolle des Handelnden, um mit – und für den Patienten Entscheidungen zu treffen. Bei der Vorbeugung ändert sich seine Rolle dahingehend, daß er zu einem Ratgeber wird, der Erklärungen und Hilfestellung gibt; aber dabei muß man als Kranker den Entschluß, Vorbeugung ja oder nein, selbst treffen.

Obwohl wir natürlich auch in diesem Kapitel mit der Erfahrung von Ärzten sprechen, so doch mehr als Mitmenschen denn als Fachleute.

Einstellung des Patienten

Eine psychische Erkrankung zu haben ist ganz besonders schwer, weil man während der Krankheitsepisoden oft nicht in der Lage ist, die Dinge in der richtigen Perspektive zu sehen. Einer unserer Patienten schrieb einmal: »Versuchen Sie beispielsweise über viele Jahre hinweg nach einem Kompaß zu steuern, der ganz perfekt ist und die Mißweisung selbst korrigiert. Hierbei wird ein bedingter Reflex gebildet, der unauslöschbar in das Bewußtsein eingemeißelt ist: Die Wirkung des Kompasses ist absolut und richtig. Dieses absolute, unauslöschbare Gefühl gerät nunmehr und von Mal zu Mal offener mit der Erfahrung in Konflikt, daß der Kompaß falsch anzeigt und daß die Mißweisung unvorhersehbar schwankt – und dann gerät man völlig durcheinander, wenn nicht noch mehr! Man wird ein verzweifeltes Opfer des Zufalls und beobachtet selbst, daß man, ohne sich verteidigen zu können, einen Schiffbruch nach dem anderen erleidet.«

Wenn man melancholisch ist, glaubt man *nicht*, daß etwas dagegen getan werden *kann*.

Wenn man manisch ist, glaubt man *nicht*, daß etwas dagegen getan werden *sollte*.

Die eigene Haltung der Familie gegenüber ist ein gutes Beispiel hierfür. Wenn man melancholisch ist, glaubt man oft, daß die eigene Familie »viel zu gut für einen« ist. Wenn man manisch ist, glaubt man oft, daß sie nicht gut genug ist.

Und außerdem gibt es noch die Frage, ob man die Tatsache einer psychischen Erkrankung akzeptieren kann oder will. Im Grunde unseres

Bewußtseins wehren wir uns alle gegen die Erkenntnis, daß wir krank geworden sind, daß uns etwas fehlt – körperlich ebenso wie psychisch. Und vielleicht besonders, wenn es etwas Psychisches, Seelisches ist. Das bedroht unser Gefühl, unseren Anspruch, Herr über uns selbst zu sein –, und die Haltung der Umgebung macht es oft noch schwerer. Darauf werden wir noch zurückkommen.

Einstellung des Arztes

Die Ärzte wissen eine ganze Menge über die Behandlung, immerhin einiges über die Vorbeugung und nur wenig über die Ursachen der Krankheiten. Das gilt für psychische Erkrankungen gleichermaßen wie für körperliche Erkrankungen. Bei körperlichen Erkrankungen vertrat man im allgemeinen die Ansicht, daß seelische und soziale Faktoren ziemlich unwesentlich wären. Bei seelischen Erkrankungen meinte man dementsprechend, daß körperliche oder chemische Faktoren relativ bedeutungslos seien. Heute ist allerdings klar, daß die Dinge wesentlich komplizierter sind. Erbfaktoren spielen eine bedeutende Rolle sowohl bei schizophrenen als auch bei (manisch-)melancholischen Zuständen, möglicherweise, indem sie eine verstärkte Empfindlichkeit für äußere Einflüsse bewirken. Aber wir wissen nur wenig darüber, *welche* Einflüsse, seien sie klimatischen, diätetischen, infektiösen, psychischen oder sozialen Ursprungs, hier von besonderer Bedeutung sind. Und wir wissen auch kaum etwas darüber, *wie* sie wirken.

Aber es gibt einige, die glauben es zu wissen. Je nach ihrer Überzeugung nehmen sie an, daß die sozialen Ursachen die wichtigsten sind, und daher müsse sozial oder direkt politisch etwas dagegen getan werden. Oder andere meinen, daß die psychischen Ursachen die wichtigsten sind, und dann müsse die psychologische Behandlung auf den Thron gehoben werden. Oder aber, sie sind davon überzeugt, daß biologische Ursachen die wichtigsten sind und deshalb Medikamente das einzig Seligmachende seien. Aber ganz so einfach ist es nun nicht, weder für psychische Erkrankungen insgesamt noch was den einzelnen betrifft. Meistens ist es ein »sowohl als auch«.

Haltung der Gesellschaft

Wenn auch die Gesellschaft psychischen Erkrankungen gegenüber toleranter geworden ist, so liegt doch noch ein langer Weg vor uns. Denn die Haltung vieler Menschen zu psychischen Erkrankungen ist, egal wie wir es drehen und wenden, immer noch von Unwissenheit und Vorurteilen geprägt. Vor dem, was man nicht versteht, hat man in der Regel Angst. Und wenn es bei anderen auftritt, dann ist es leichter und einfacher, es von sich zu weisen – und damit den Kranken von sich zu stoßen. Als ob der Kranke aussätzig wäre.

Der Abstand gegenüber den Aussätzigen hatte zumindest einen überzeugenden Grund, nämlich die Ansteckungsgefahr. Wenn genausoviele vor psychischen Erkrankungen zurückweichen, hängt es unseres Erachtens damit zusammen, daß jeder Mensch Angst davor hat, die Kontrolle über sich selbst, über sein Seelenleben zu verlieren. Während unseres Heranwachsens und durch unsere Erziehung lernen wir, unsere Gedanken und Gefühle zu beherrschen. Diese Kontrolle zu verlieren, erweckt Gefühle genauso wie die, von einer unbekannten Gefahr erdrückt zu werden; ja sogar mitzuerleben, wie andere für eine gewisse Zeit aus dem seelischen Gleichgewicht geraten, erscheint als drohende Gefahr; denn wenn es bei anderen auftreten kann, dann wohl auch bei einem selbst. Und wenn man sich darauf einläßt, weiß man erst recht nicht, wo und wie es endet.

Das erste, was man sich selbst einzureden versucht, ist, daß das natürlich nicht geschehen kann! Und warum nicht? Weil man anders ist. Und das ist man auch in mancher Beziehung tatsächlich, in vielen anderen Hinsichten aber eben nicht. Manche haben nämlich eine Veranlagung für (manisch-)melancholische Stimmungsänderungen, und das hat die Mehrzahl der anderen nicht. Daß einige von ihnen statt dessen Veranlagung für Zuckerkrankheit, Herzerkrankungen oder verschiedene Krebskrankheiten haben könnten, darüber denkt keiner in diesem Zusammenhang nach.

Aber weniger Vorurteile tun es alleine auch nicht. Die notwendige Verbesserung kostet auch Geld. Geld ist erforderlich, um die oft hundertjährigen psychiatrischen Krankenhäuser menschenwürdiger zu gestalten und umzustrukturieren, um gemeindenahe Einrichtungen zur Rehabilitation und Integration von psychisch Kranken, Rekonvaleszenten und Behinderten aufzunehmen, um qualifiziertes Personal heranzubilden und in ausreichender Zahl einzusetzen, so wie es eine Sachverständigenkommission dem Bundestag 1975 und eine Expertenkommission der Bundesregierung 1988 erneut und differenzierter vorgeschlagen hat.

Von politischer Seite wird viel mehr Handlungskraft erforderlich sein, wenn mehr Geld für die psychiatrische Behandlung ausgegeben werden muß; Geld nämlich, das aus anderen Gebieten abgezogen werden muß. Darin zeigt sich das Problem des gesamten Gesundheitswesens wie in einer Nußschale: Es müssen Prioritäten gesetzt werden. Wir können uns nicht alles leisten. Nicht zuletzt ist die Krankenhausbehandlung eine teure Angelegenheit geworden, so daß man nach mehr Voruntersuchung, Behandlung und Vorbeugung ohne (oder nur kurze) Einweisung streben muß. Glücklicherweise ist es genau das, was der Patient am liebsten will, und das sollte durch eine gute Zusammenarbeit zwischen den niedergelassenen Ärzten und den Krankenhäusern erreicht werden. Wenn auch für viele psychische Erkrankungen auf eine, zumindest zeitweilige, klinische Behandlung noch nicht verzichtet werden kann, so erlaubt doch die moderne Entwicklung heute weitaus häufiger als dies früher möglich war, eine ambulante Behandlung gerade von Manie und Melancholie.

Wichtig ist daher, daß die Patienten sich zu Wort melden, denn die Politiker hören nun einmal nur auf diejenigen, die sich bemerkbar machen. Und hierbei tun sich die Patienten mit psychischen Erkrankungen und deren Angehörige bisher meist sehr schwer. Sie geraten dadurch in einen Teufelskreis: Die Gesellschaft hat gegenüber psychischen Erkrankungen Vorurteile, Patienten und deren Angehörige wagen sich deswegen nicht ins Rampenlicht, um bessere Behandlungsmöglichkeiten zu fordern; die Gesellschaft zieht daher andere Gebiete des Gesundheitswesens vor. Damit aber ist die Bekämpfung psychischer Krankheit nicht so erfolgreich, wie sie bereits sein könnte, so daß Vorurteile von der Unbehandelbarkeit und dem schicksalsmäßig schlimmen Verlauf psychischer Krankheiten scheinbar begründet bleiben.

Man denke nur an die öffentliche Zustimmung für die Behandlung und für die Erforschung von Herzkrankheiten, Zuckerkrankheit, Kinderlähmung oder Krebs. Alles zusammen wichtige Gebiete. Aber es gibt ein Mißverhältnis zu der Stille bei den berechtigten Forderungen für die Behandlung psychischer Erkrankungen. Und hierbei könnten auch die Medien eine wichtige konstruktive Rolle spielen, nicht nur, indem sie selbstverständlich auf Mißstände hinweisen, sondern auch dadurch, daß sie verantwortungsbewußt und sachkundig informieren. Dazu gehört auch, daß nicht jede mehr oder weniger unbegründete (private) Meinung gleich zur Lehrmeinung hochstilisiert und durch breite Erfahrung und Forschung wissenschaftlich begründeten Auffassungen gleichwertig gegenübergestellt wird. Das führt eher zur Verwirrung der Öffentlichkeit, liefert den Politikern Argumente für ihre Zurückhaltung, hält Nachwuchs von der Arbeit in der Psychiatrie ab und hilft den Kranken und ihren Angehörigen nicht.

Selbstmord

Darüber muß gesprochen werden. Aber wir waren sehr stark im Zweifel darüber, an welcher Stelle des Buches das sein sollte.

Während der melancholischen Phasen hat der Patient vielleicht mit dem Gedanken gekämpft, sich das Leben zu nehmen. Vielleicht hat dieser Gedanke ihn nur ein einziges Mal gestreift, vielleicht aber hat er den Patienten auch oft heimgesucht und gequält. Gedanken über Selbsterniedrigung und Selbstvorwürfe während einer Melancholie sind meist schmerzhaft. Man kann zu der Überzeugung kommen, daß es nicht mehr wert ist zu leben, daß die beste Lösung der Selbstmord ist, eine Befreiung, eine Erlösung von den endlos marternden Gedanken und gleichzeitig eine Hilfe für die Familie, die einen nicht länger als Menschen mit einem verfehlten Leben ertragen muß. Manche werden hieraus die Konsequenz ziehen und mit einer für uns andere unfaßbaren Entschlossenheit handeln. In solchen Situationen können die Familie und der Arzt eine Zwangseinweisung in Erwägung ziehen. Und wenn man in der psychiatrischen Klinik der Auffassung ist, daß der Patient weiterhin solche Gedanken zum Tode hat, dann wird man evtl. eine Entlassung verweigern und, falls erforderlich, den Patienten mit Zwang zurückhalten (s. S. 85 f).

Wir meinen nicht, daß dies anders sein kann oder soll, denn Beurteilungsvermögen und Perspektive sind in einer solchen Melancholie gänzlich verändert. An dem Tage, an dem man sich wieder in ausgeglichener Stimmung befindet, wird man mit Verwunderung auf seine Gedanken und Handlungen zurückblicken. Ob sich jemand das Leben nehmen will, hängt teilweise von seiner eigenen Einstellung dazu ab, d. h. also auch von einer krankhaft geänderten Einstellung während einer Melancholie –, teilweise hängt es aber auch von der Gesellschaft und dem Kulturkreis ab, in dem man lebt.

In manchen Gemeinschaften erwartete man, daß jemand in bestimmten Situationen Selbstmord beging, in anderen Gemeinschaften versuchte man ein Tabu zu schaffen, so daß niemand es wagen mochte. Ein Beispiel für einen sogenannten Pflichtselbstmord war das Harakiri im japanischen Ritterstand. Wenn man als Krieger Feigheit gezeigt hatte oder wenn man als General einen Krieg auf erniedrigende Art und Weise verloren hatte, dann schrieb die »Moral« den Selbstmord auf eine ganz bestimmte Art und Weise vor. Nach der Vorschrift hatte man auf einem bestimmten Teppich zu knien, ein bestimmtes Schwert zu verwenden usw. Gleichzeitig war es aber ein Versöhnungsopfer, das dem Krieger ein ehrenvolles Begräbnis sicherte und ihn in die himmlischen Gärten brachte.

Als entgegengesetztes Beispiel kann das Tabu genannt werden, das die christliche Kirche im Jahre 500 nach Christus schuf. Damals wurde bestimmt, daß Selbstmord zur ewigen Verdammnis führt. Man unterstrich diese Haltung dadurch, daß demjenigen, der Selbstmord begangen hatte, das Grab in geweihter Erde verweigert wurde.

Zu anderen Zeiten und in anderen Regionen wirkte ein Selbstmord sehr stark schicksalsträchtig; und so erleben ihn auch heute noch viele Menschen, je nachdem, in welchem Land und in welchem Kulturkreis sie leben und welcher Religion sie angehören.

Es ist schwierig festzustellen, ob in manchen Ländern der Selbstmord häufiger ist als in anderen. In einigen Ländern mit kapitalistischem Wirtschaftssystem sind die Statistiken aus Gründen des Lebensversicherungsschutzes zweifelhaft. So erhält in den USA der überlebende Ehepartner eine Lebensversicherung nicht ausbezahlt, wenn der Versicherte Selbstmord begangen hat. Und in einigen sozialistischen Ländern war es sehr schwer, die Selbstmordhäufigkeit in Erfahrung zu bringen, vielleicht, weil von den Regierenden die hohe Zahl als Ausdruck einer gewissen Verzweiflung angesehen wird.

Vermutlich ist in Dänemark die veröffentlichte Statistik zutreffender; sie kann daher nicht ohne weiteres mit anderen Ländern verglichen werden. Einige Zahlen aus Dänemark:

- Es gibt ca. 200 Selbstmorde auf 1 Million Einwohner pro Jahr; d.h. also, daß ca. 1000 Dänen jährlich Selbstmord begehen.
- Die Häufigkeit hat sich während der letzten 100 Jahre nicht wesentlich geändert.
- Mehr Männer als Frauen begehen Selbstmord: Auf 3 Männer kommen 2 Frauen.
- Aber mehr Frauen *versuchen,* Selbstmord zu begehen: Auf 3 Frauen kommen 2 Männer.
- Die Selbstmordhäufigkeit steigt gleichmäßig von den 30- bis zu den 70jährigen an.
- Unverheiratete, Geschiedene und Verwitwete begehen häufiger Selbstmord als Verheiratete.
- Für je 100 Selbstmorde kann man mit folgender Verteilung rechnen:
    → keine psychiatrische Krankheit bekannt 40%,
    → Neurose, Charakterstörung, Alkoholmißbrauch 40%,
    → Schizophrenie 10%,
    → (manisch-)melancholische Krankheiten 10%.

(Nach Untersuchungen in anderen Ländern ist der Anteil von Depressionen an Selbstmorden wesentlich höher, z. B. 70% und mehr.)

Das waren also einige statistische Fakten. Aber welche Bedeutung hat das jetzt für den einzelnen? Unter anderem bedeutet das, daß während einer Melancholie die Neigung zu einem Selbstmord viel größer ist als davor oder danach. In ein ähnlich großes Risiko gerät ein Mensch, der an einer schweren unheilbaren körperlichen Erkrankung leidet oder vor kurzem den Ehepartner oder den Beruf verloren hat.

Der große Unterschied ist nur, daß bei einer Melancholie verhältnismäßig schnell etwas Wirkungsvolles getan werden kann; viel schwieriger ist das aber bei einem Menschen, der einige der wichtigsten Lebenswerte für immer verloren hat, was bei einem älteren Menschen natürlich besonders ins Gewicht fällt.

Vielleicht können wird es auch auf eine andere Weise ausdrücken: Die Neigung zum Selbstmord bei einer Depression ist vorübergehend und »krankhaft«, während sie bei einem älteren, vom Schicksal Gezeichneten eher »existentiell« ist und damit vielleicht bestehen bleibt.

Aus diesem Grunde hält die Gesellschaft es für richtig, daß der Arzt sich aktiv dessen annimmt, der im Augenblick eine schwere Melancholie hat. Wogegen niemand wünscht, die Freiheit eines Mitbürgers für längere Zeit einzuschränken, der von existentiellen Problemen geplagt ist, obwohl wir wissen, daß auch bei ihm ein fortdauerndes und unvorhersehbares Risiko besteht, seinem Leben selbst ein Ende zu setzen.

Deswegen ist unsere Haltung als Arzt und als Mitmensch in diesen beiden Situationen auch verschieden. Bei einer Melancholie als Krankheit können wir als Ärzte mit großer Wahrscheinlichkeit zu einer Änderung beitragen, in der der Betroffene dann seine Lebenssituation bald wieder mit ganz anderen Augen sehen wird. Bei der Unerbittlichkeit des Schicksals indessen können wir als Ärzte nichts Entsprechendes sagen; wir werden zwar mit der Erfahrung um die oft heilende Wirkung der Zeit den Betroffenen unterstützen, eine kritische Situation zu überwinden, und als Mitmenschen können wir vielleicht hilfreiche Nähe und Mitgefühl vermitteln; aber wir haben wohl nicht das Recht zu bestimmen, wie andere ihre existentiellen Probleme lösen sollen.

Wir haben (manisch-)melancholische Patienten gehabt, die sich in ihrer ersten melancholischen Phase sehr stark mit Selbstmordgedanken beschäftigt hatten und bei denen wir eine sofortige Einweisung veranlassen mußten – auch gegen ihren Willen – und die dann doch ganz erleichtert waren, weil sie fühlten, daß andere die Verantwortung übernommen hatten.

Den gleichen Patienten konnten wir bei einer erneuten Melancholie später ohne Einweisung helfen. Einer von ihnen sagte einmal: »Ich rufe Sie an, bevor ich etwas Drastisches unternehme.« Auf einen solchen Vertrauensbeweis konnten wir uns immer verlassen.

Wir haben aber auch Menschen kennengelernt (sowohl [manisch-]melancholische als auch andere), die so hart und unwiderruflich durch das Schicksal getroffen wurden, daß sie diesen Ausweg suchten. Einige von ihnen haben uns das Vertrauen erwiesen, ganz offen und ehrlich zu uns über ihre Probleme mit Tod und Leben zu sprechen. Für einige war es das letzte Mal, daß wir sie gesehen haben. Andere haben später berichtet, daß ihnen das Sich-Aussprechen-Können geholfen hat, diese Probleme zu überleben.

Ohne Zweifel werden einige – Fachleute ebenso wie Laien – es verkehrt finden, daß wir dieses schreiben. Manche Christen werden sagen, daß Selbstmord immer eine Sünde ist; manche Ärzte werden sagen, daß Selbstmord immer eine krankhafte Handlung ist. Aber es muß erlaubt sein, daß wir in dieser Angelegenheit unsere Zweifel haben. Meist ist die Situation klar, und man ist sich als Arzt wie als Mitmensch sicher, daß man einen Menschen vom Selbstmord abhalten muß, und man weiß auch oft, was zu tun ist. Wir haben aber auch schon Situationen erlebt, in denen es sich als große Schwierigkeit erwies, zwischen Krankheit und Existenz, zwischen krankheitsbedingter subjektiver Verzerrung der Perspektive und existenzbezogener Bilanz objektiver Auswegslosigkeit eine klare Grenze zu ziehen.

An wen soll man sich bei ernsthaften Selbstmordgedanken wenden?

Man soll sich an den wenden, zu dem man das größte Vertrauen hat, sich gerade über dieses schicksalsschwere Thema auszusprechen. Das kann der Hausarzt sein, der Ehepartner, ein guter Freund, ein Priester. Kennt man niemanden, kann man in vielen Städten auch über das Telefon mit einem Menschen sprechen und dabei sogar anonym bleiben. Solche Telefongesprächspartner sind im Telefonbuch z. B. unter »Telefonseelsorge« oder »Lebensmüdenberatung« zu finden. Wenn man vorher bereits eine Melancholie gehabt hat, dann ist es hoffentlich in solchem Falle der Psychiater, an den man sich wieder wendet und der einen erneut betreut.

Wir glauben, daß es für einen selbst gut ist, jemandem von seinen Nöten zu erzählen, selbst wenn man meint, daß es sehr schwer oder auch sinnlos ist.

Das Schicksal annehmen – oder verändern?

Wir haben über Probleme berichtet, die von der Neigung zu krankhaften Stimmungsschwankungen herrühren. Wir haben nicht zu verbergen versucht, daß oftmals eine Veranlagung dazu von Bedeutung ist, also etwas, mit dem man zur Welt gekommen ist. Man wird daher fragen: »Ja, aber was kann ich gegen das Schicksal schon tun?« Darauf möchten wir antworten, daß einem gerade heutzutage, da man in sehr vielen Fällen Melancholien und Manien vorbeugen kann, die Wahl gegeben ist, selbst zu entscheiden, ob etwas getan werden soll. Voraussetzung ist allerdings, daß man selbst will; daß man akzeptieren will, eine solche Veranlagung zu haben und daß etwas in Form von Behandlung und Vorbeugung dagegen getan werden kann und soll.

Es gibt Modeerscheinungen, auch bei Krankheiten. Manche Menschen scheinen es für schick zu halten, nervöse Symptome, die sie vielleicht haben, als etwas Manisch-Melancholisches auszulegen. Gelegentlich muß man ihnen dann beibringen, daß das nicht der Fall ist. Gleichzeitig kennen wir Menschen, bei denen wir mit großer Bestimmtheit sagen können, daß sie (manisch-)melancholische Stimmungsänderungen haben, die das aber absolut nicht akzeptieren wollen. Man hat den Eindruck, daß sie sich entmündigt fühlen würden, wenn sie das erkennen und einsehen. Und das ist ja nicht unverständlich. Es schmerzt einen ja auch die Einsicht, eine Zuckerkrankheit, Epilepsie oder Schuppenflechte zu haben. Aber das persönliche Leben wird auf die Dauer befriedigender, wenn man die Tatsachen anerkennt, als wenn man wie Vogel Strauß den Kopf in den Sand steckt. Dadurch gewinnt man die wichtigste Voraussetzung, das Schicksal zu verändern.

Gesetzestexte

»Unterbringungsgesetze«

Die zwangsweise Unterbringung von psychisch Kranken in geschlossenen Abteilungen psychiatrischer Krankenhäuser ist durch Gesetz geregelt. Jedes Bundesland hat sein eigenes Gesetz. Diese Gesetze wurden in den letzten 20 Jahren aufgrund der Weiterentwicklung der psychiatrischen Kenntnisse wie auch des öffentlichen Bewußtseins fast alle reformiert. Das wesentliche Element der Gesetzesreformen besteht darin, daß der früher vorherrschende Gedanke, die Gesellschaft vor psychisch Kranken zu schützen, in den letzten Jahren wesentlich dadurch ergänzt wurde, daß man auch die Rechte des Kranken ausdrücklich anerkennt und Vorschriften zur Hilfe für ihn in die Gesetze aufgenommen hat. Dies kommt bereits in der Änderung der Gesetzestitel zum Ausdruck:

Das im Lande Hessen noch gültige Gesetz von 1952 heißt »Gesetz über die Entziehung der Freiheit Geisteskranker, Geistesschwacher, rauschgift- oder alkoholsüchtiger Personen«,

das für die Reform bestimmende Gesetz des Landes Nordrhein-Westfalen von 1969 lautet »Gesetz über Hilfen und Schutzmaßnahmen bei psychischen Krankheiten«,

Der entscheidende Paragraph im erstgenannten Gesetz lautet:

»§ 1
(1) Geisteskranke, Geistesschwache, rauschgift- oder alkoholsüchtige Personen sind auch gegen ihren Willen in einer geschlossenen Krankenabteilung oder in einer anderen geeigneten Verwahrung unterzubringen, wenn aus ihrem Geisteszustand oder ihrer Sucht eine erhebliche Gefahr für ihre Mitmenschen droht und diese nicht anders abgewendet werden kann.«

Im Gesetz des Landes Baden-Württemberg aus dem Jahre 1955 lautet der entsprechende Paragraph:

»§ 3 Unterbringung von Amts wegen
(1) Die untere Verwaltungsbehörde kann die Unterbringung eines Kranken in einer psychiatrischen Krankenanstalt von Amts wegen anordnen, wenn er anstaltsbedürftig ist, weil er für sich oder andere gefährlich oder für die öffentliche Sittlichkeit anstößig oder ohne Anstaltspflege der Gefahr der Verwahrlosung oder ernsthafter Gesundheitsschädigung ausgesetzt ist. Diese Anordnung darf nur ergehen, wenn die Krankheit und das Vorliegen

einer der im Satz 1 erwähnten Voraussetzungen durch ein amtsärztliches Zeugnis (§ 9 Absatz 1 u. 3) bestätigt sind.«

Im Gesetz des Landes Nordrhein-Westfalen von 1969 lautet der entsprechende Paragraph:

»§ 11 Voraussetzungen der Unterbringung
(1) Die Unterbringung von Personen, die an einer Psychose, einer psychischen Störung, die in ihrer Auswirkung einer Psychose gleichkommt, einer Suchtkrankheit oder an Schwachsinn leiden, ist nur zulässig, wenn und solange durch ihr krankhaftes Verhalten gegen sich oder andere eine gegenwärtige Gefahr für die öffentliche Sicherheit oder Ordnung besteht, die nicht anders abgewendet werden kann. Die Unterbringung ist auch dann zulässig, wenn nach dem krankhaften Verhalten eine nicht anders abwendbare gegenwärtige Gefahr besteht, daß die betroffene Person Selbstmord begeht oder sich selbst erheblich gesundheitlichen Schaden zufügt. Die fehlende Bereitschaft, sich behandeln zu lassen, rechtfertigt für sich allein keine Unterbringung.«

Nach dem Vorbild dieses umfangreichen, 43 Paragraphen umfassenden Gesetzes wurden inzwischen die entsprechenden Landesgesetze auch in fast allen anderen alten Bundesländern neu gestaltet und dabei der Fürsorgegrundsatz in den Vordergrund gestellt.

»Schlichtung«

Auszug aus der »Geschäfts- und Verfahrensordnung einer Schlichtungsstelle für Arzthaftpflichtfragen der norddeutschen Ärztekammern« vom 18. 3. 1977:

§ 1 (1) Die Ärztekammern Berlin, Bremen, Hamburg, Niedersachsen und Schleswig-Holstein haben sich zu einer Arbeitsgemeinschaft der norddeutschen Ärztekammern in der Rechtsform einer Gesellschaft bürgerlichen Rechts zusammengeschlossen zum Zwecke der gemeinsamen Errichtung und des gemeinsamen Betriebes einer Schlichtungsstelle für Arzthaftpflichtfragen, um gemeinsam mit dem Verband der Haftpflicht-, Unfall- und Kraftverkehrsversicherer e. V. (HUK-Verband) dazu beizutragen, Streitigkeiten wegen Haftpflichtansprüchen zwischen Ärzten und Patienten, die sich aus der ärztlichen Tätigkeit ergeben, außergerichtlich beizulegen.

§ 2 (1) Die Schlichtungsstelle wird bei Streitigkeiten zwischen Ärzten und Patienten tätig, die den Vorwurf fehlerhafter ärztlicher Behandlung betreffen.

(2) Die Schlichtungsstelle kann vom Arzt, seinem Versicherer oder vom Patienten angerufen werden. Widerspricht ein Beteiligter der Anrufung der Schlichtungsstelle, so findet ein Verfahren der Schlichtungsstelle nicht statt.

§ 3 Ziel der Tätigkeit der Schlichtungsstelle ist es, möglichst rasch und eingehend den Sachverhalt aufzuklären und einen Schlichtungsvorschlag zur Behebung der Streitigkeiten zu unterbreiten, die Beteiligten sind verpflichtet, dabei mitzuwirken.

§ 4 (1) Die Schlichtungsstelle besteht aus 5 Mitgliedern, die wie folgt berufen werden:
1 Arzt als ständiges Mitglied
aufgrund gemeinsamer Bestellung der norddeutschen Ärztekammern

1 Jurist mit Befähigung zum Richteramt als ständiges Mitglied
aufgrund gemeinsamer Bestellung der norddeutschen Ärztekammern

1 Arzt mit Anerkennung für das durch den konkreten Sachverhalt angesprochene Fachgebiet
aufgrund Benennung durch die Ärztekammer, dessen Kammerangehöriger Betroffener des Schlichtungsverfahrens ist oder, falls diese Kammer die Benennung nicht vornehmen will, aufgrund Benennung durch eine andere von der betroffenen Kammer ausgewählte Kammer

1 Vertreter (Arzt oder Jurist mit Befähigung zum Richteramt)
aufgrund Benennung durch den beteiligten Arzt

1 Vertreter (Arzt oder Jurist mit Befähigung zum Richteramt)
aufgrund Benennung durch den Patienten.

...

§ 8 Durch den Schlichtungsvorschlag wird der Rechtsweg nicht ausgeschlossen.«

Die in den einzelnen Bundesländern tätigen Schlichtungsstellen haben folgende Adressen:

Bayern	Schlichtungsstelle bei der Bayerischen Landesärztekammer Mühlbauerstraße 16 8000 München 80
Nordrhein	Gutachterkommission bei der Ärztekammer Nordrhein Tersteegenstraße 31 4000 Düsseldorf

Baden-Württemberg	Schlichtungsstelle für Arzthaftpflichtfragen der Landesärztekammern Baden-Württemberg Jahnstraße 38–40 7000 Stuttgart 70
Saarland	Schlichtungsstelle für Arzthaftpflichtfragen der Landesärztekammer Saarland Faktoreistraße 4 6600 Saarbrücken
Hessen	Gutachter- und Schlichtungsstelle für Ärztliche Behandlungsfehler der Landesärztekammern Hessen Broßstraße 6 6000 Frankfurt/M. 90
Westfalen-Lippe	Gutachterkommission für Ärztliche Haftpflichtfragen bei der Ärztekammer Westfalen-Lippe Kaiser-Willhelm-Ring 4–6 4400 Münster 1
Norddeutsche Ärztekammern	Schlichtungsstelle für Arzthaftpflichtfragen der norddeutschen Ärztekammern Berliner Allee 20 3000 Hannover 1 Tel.: 05 11/3 49 04 15
Rheinland-Pfalz	Landesärztekammer Rheinland-Pfalz Deutschhausplatz 3 6500 Mainz 1

Schlußbemerkung

Für uns ist es schwer zu wissen, ob wir zuviel oder zuwenig geschrieben haben; ob das, was wir als wichtig ansehen, auch vom Leser so gesehen und von ihm gesucht wird.

Das Manuskript ist von vielen verschiedenen Menschen gelesen worden: Von Ärzten und Krankenschwestern, von Sozialarbeitern und Psychologen, auch von einigen, die Patient gewesen sind, und von anderen, die mit Patienten zusammen leben. Sie alle haben uns sehr wichtige Ratschläge gegeben, für die wir gerne Dank sagen möchten.

Dieses Buch ist ein Versuch, eine zusammenhängende Darstellung aller Aspekte bei (manisch-)melancholischen Zuständen sowohl für den Patienten als auch für dessen Angehörige zu schreiben. Wir hoffen, daß uns viele ihre Ratschläge, ihre Erfahrungen und ihre Kritik schreiben werden; nur so kann die nächste Ausgabe besser werden.

Sachverzeichnis

Abendhoch 21, 25
Abmagerungskur 54
Acetexa 31
Agedal 31
Akineton 44
Aktivierung 30
Aktivität, pausenlose 45
Alkohol 25, 28, 33, 79
alkoholische Getränke 59
alkoholkranker Ehepartner 19
Alkoholmißbrauch 96
Alkoholproblem 59
Amnesie 31
Amtsgericht 86
Anafranil 31
Angehörige(r) 13, 21, 25f, 68f, 80f
–, Angaben von 84
Angst 15, 20
„Antibabypille" 74
Antidepressiva 30, 33f, 38, 41, 49, 51, 64, 74
–, zyklische 31f, 49, 59, 60, 62
–, antipsychotische 43
Antiparkinsonmittel 44
Antriebs- und Stimmungsniveau, krankhaft erhöhtes 43
Anwalt 72, 89
Aponal 31
Appetit 15, 23
Arbeit 39, 60, 75
Arbeitgeber 75f
Arbeitsamt 76f
Arbeitsfähigkeit 76
Arbeitsplatz 24, 75
Arbeitsplatzbeschaffung 76
Arbeitsverhältnis, beschützendes 76
Arbeitsvertrag 75
Artane 44
Arzneimittel, antidepressiv wirksame 34
Attest, ärztliches 78, 80
Aufklärung 81f
Aufwachen, frühes 15, 34

Auskünfte über den Patienten 83
Autofahren 33, 78

Behandlung, langdauernde 42
–, vorbeugende 47, 48, 49, 50, 64
Behandlungskontrolle 34
–pflegschaft 41, 82
Beistand, juristischer 80
Belastung 28, 64f
–, psychische 17
–, seelische 18, 28
–, von außen 17
Belastungen, die aus der Krankheit entstehen 51
Berentung 77
Beruf 76
Berufsgenossenschaft 77
Berufsunfähigkeitsrente 77
Beruhigung 30
Beschäftigungsverhältnis 75
Beschwerden, körperliche 66
Betablocker 58
Betreuer 80f
Betreuung 80f
Bier 58, 61
bipolar 27, 64, 73
Blutbild 32
Blutdruck 32, 35, 39
Blutdrucksenkung 45
Blutentnahme 51f, 53f
Bluthochdruck, Medikamente gegen 33
Blutkontrolle 51
Blutproben 51f
Blutproben, regelmäßige 54
Blutspiegel 51ff
Blutspiegelkontrolle 51
Blutuntersuchung 51
Bundessozialhilfegesetz (BSHG) 76, 77
Bundesversicherungsanstalt für Angestellte (BfA) 77

Dauerbehandlung 34
Diät, kochsalzarme 54
Drang zum Handeln 23
Durchfall 44, 54, 57
Durstgefühl 48 ff

Ehe 19, 68, 71
Ehepartner 23, 69 f, 72 ff
Ehepartner, alkoholkranker 19
Ehescheidung s. Scheidung
Einnahme, regelmäßige 47, 50
Einweisung in ein Krankenhaus 65, 69, 81, 85 f, 97
Einwilligung 81 f
EKG 32, 64
Elektroschock 35
Elektrostimulation 30, 32, 35 ff, 42
Elektrostimulationsbehandlung s. Elektrostimulation
Elektrostimulationstherapie s. Elektrostimulation
Energielosigkeit 29
Entscheidungsunfähigkeit 82
Erbanlagen 13
Erbrechen 54
Erfolgschance der Behandlung 81
Erinnerungsvermögen 38
Erkrankung, körperliche s. Krankheit, körperliche
Erkrankungsrisiko 72
Erschöpfung, seelische 19
Erwerbsunfähigkeitsrente 77
existentielle Probleme 95

Fahrtüchtigkeit 78
Fehlverhalten, kritikloses 86
Fluanxol 43
Führerschein 79

Gamonil 31
Gang, steifer 44
–, stolpernder 53
Geburt 28
Gedächtnis 37 f, 63
Geisteskrankheiten 11
Gemütskrankheiten 11

Geschäftigkeit 45
geschäftsunfähig 79
geschlossene Station 85
Gespräch 18, 30, 49, 63, 69, 73 f, 89
Gesundheitsamt 85
Getränke, alkoholische 59
–, kalorienarme 58
Gewichtszunahme 56 f, 61 f
Gleichgültigkeit 69, 81
Gruppentherapie 66
Gutachten, ärztliches 78

Haldol 40
Haloperidol 40 f
Händezittern 42 f
Heim 73
Heirat 71 f
Heißhunger 61
Herz- und Gefäßkrankheiten s. Herz- und Kreislaufschwäche
Herz- und Kreislaufschwäche 39, 64
Herz, schwaches s. Herz- und Kreislaufschwäche
Hormone 17, 60, 74
Hormonänderungen 28
Hormonpräparate 28
Hormonstörungen 28
Hypomanie 63

Infektionskrankheiten 28
Initiative 23
–, fehlende 15
–, mangelnde 29

Jugendamt 73

Kalorienproblem 61
Kaufabschluß 79
Kaufvertrag 79
Kinderwunsch 72
Klimakterium 28
Kochsalz 59
Kohlenhydrate 61
Konflikte, psychische 17
–, ungelöste 19
Kopfschmerzen 16, 32

Sachverzeichnis

Krampfanfälle 54
Krankenblatt 83
Krankengeld 76 f
Krankengeschichte 83
Krankenkasse 76 f
Krankheiten, erbbelastete 72
Krankheit, körperliche 17, 24, 28, 40, 80, 94
Krankheitswert 18
Kritikfähigkeit 24
Kropf 60
Kündigung 75
Kündigungsschutz 76

Landesversicherungsanstalten (LVA) 77
Langzeitbehandlung 70, 78
– mit Lithium s. Lithium-Langzeitbehandlung
–, rückfallvorbeugende 77, 90
Laroxyl 31
Lebensfreude, fehlende 20
Lebensmittel 35
Lebensmüdenberatung 98
Lebensumstände 29
Lebensversicherung 96
Leponex 43
Lernvermögen 37 f
Leseschwierigkeiten 31 f
Lithium 45 f, 49 f, 55 ff, 60 f, 64
– Ambulanzen 67
– Behandlung, jahrelange 64
– Dosis 51
– Duriles 49, 51
– Einnahme 54, 56, 58
– Kliniken 67
– Langzeitbehandlung 61 f, 67, 74
– Patienten 63
– Spiegel 51 f
– Tabletten 57 f
– Therapie 62
– Vergiftung 53 ff
Lithiumazetat 49
Lithiumkarbonat 49
Lithiumsulfat 49
Ludiomil 31
Lungenkrankheiten 39

Magenbeschwerden 43, 44, 54, 57, 58
Magen, Knurren und Drücken s. Magenbeschwerden
Magenschmerzen s. Magenbeschwerden
Maximed 31
Medien 94
Medikamente, antipsychotische 45 f
Menstruation 60
Mißbildungen beim Kind 74
mmol 53
Mono-amin-oxidase = MAO 35
Morgentief 21 f, 25
Myxödem 60
müde s. Müdigkeit
Müdigkeit 15, 23, 29 f, 32, 45, 53, 60, 79
Mundtrockenheit 31, 50, 60, 64
Muskelkrämpfe 44

Nahrungsverweigerung 86
Nebenwirkungen
– Lithium 45, 49, 56 f
– MAO-Hemmer 35
– Neuroleptika 43 f
– zyklische Antidepressiva 30 ff
Neurocil 43
Neuroleptika 43, 45
Niedergeschlagenheit 15, 17, 20, 29, 34, 69
–, anhaltende 18
Nieren, 44 f, 55, 59 f
– Funktionsfähigkeit 51
Nortrilen 31
Noveril 31

Öffentlichkeit 94
Ordnungsbehörde s. Polizei

Partner s. Ehepartner
Patient 13
Pension 75
Pertofran 31
Pflegefamilie 73
Polizei 79, 85 f
Psychopharmaka 79
Psychose 12
Psychotherapie 20, 30

Quilonum 49
Quilonum retard 38, 49, 51

Reaktionsvermögen, verlangsamtes 78
Reaktionsweise 28
Rechte Dritter 83
Rehabilitationsmaßnahmen 76
Rente 75 f
– auf Zeit 76
Rentenversicherungsträger 76
Resignation 67
Rückfälle 30, 41, 46
Rücksichtnahme 24

Samenerguß 35
Saroten 31
Scheidung 71 ff
Schiedsstellen s. Schlichtungsstellen
Schilddrüsenfunktion, niedrige 60
Schilddrüse, Schwellung 57, 60
– Vergrößerung 60
Schlafbedürfnis 23
Schlafentzug 30, 40
Schlaflosigkeit 25
Schlafmittel 25, 79
Schlafneigung 60
Schlafstörungen 35 f
Schlichtungsstellen 90, 101
Schuld s. Schuld- und Minderwertigkeitsgefühle
schuldig fühlen s. Schuld- und Minderwertigkeitsgefühle
Schuld- und Minderwertigkeitsgefühle 15 f, 69 f
Schutz, rückfallverhindernder 48
Schwäche, haltlose 70
Schwangerschaft 28
Schwangerschafts-Verhütung 74
Schweigeplicht 83
Schweigepflichtsentbindung 83 f
Schweißausbrüche 32
Schweißbildung 32, 64
Schwerbehindertengesetz 76
Schwierigkeiten beim Lesen s. Leseschwierigkeiten
Schwierigkeiten beim Wasserlassen 32

Schwindelanfälle 32 f, 39
Schwindelgefühle 78
Sehen, unscharfes s. Leseschwierigkeiten
Selbsterniedrigung 92
Selbstmedikation 33
Selbstmord 62, 85, 95 ff
– Absicht 86
– Gedanken 18, 38, 97 f
– gefährlicher Zustand 65
– Häufigkeit 96
Selbstsicherheit 24
Selbstvorwürfe 16, 19, 92
Sinquan 31
Sorgerechtsregelung 74
Sozialarbeiter 77, 83
soziale Bedingungen 29
– Faktoren 89
Speichelproduktion 32
Stangyl 31
Sterilisation 74
Stimmung, gehobene 23 f
Stimmungsaufhellung 30
Stimmungs-Niveau, blockiertes 56, 61
–, neutrales 62
– Stabilisierung 55
Struma 60
Stuhlgang, häufiger 57

Tabletteneinnahme, letzte 41
–, regelmäßige 51, 55
–, tägliche 50
Tabletten, „entwässernde" 54
Tätigkeitsdrang 24
Tagesschwankung 20 f, 25
Tagesverlauf, charakteristischer s. Tagesschwankungen
Taxilan 43
Technischer Überwachungsverein (TÜV) 79
Telefonseelsorge 98
Therapeutische Breite 55
Thyroxin 60 f
Tofranil 31
Tolvin 31
Trauer 17 f
Trauerarbeit 18 f
Trausabun 31

Trennung 58
Tryptizol 31

Übelkeit 54
Umschulung 76
unipolar 27, 73
Unruhe in den Beinen, innere 44
Unruhe, innere 35, 53
Unterbringung 86
Untreue, eheliche 19

Veranlagung 28
Vererbung 27
verkehrsgefährdend 85
Versagen, selbstverschuldetes 69
Versicherungsansprüche 75
Versorgungsamt 76
Verstopfung 16, 32
Vertrauensbruch 85
Verzweiflung 82, 95

Vivalan 31
Vollbeschäftigung 76
Vorbeugung 47 ff, 91 f
Vormundschaft 80
Vormundschaftsgericht 81
Vorurteile 92 f

Widerstandskraft, seelische 9 f
Wirkung anderer Medikamente 32
–, vorbeugende 55
Wochenbett 72
Wochendosierungsschachtel 50
Wohlfahrtsverbände, freie 77

Zittern der Hände s. Händezittern
Zustimmung zur Heilbehandlung 88
Zwang 85 ff
Zwangsbehandlung 87
Zwangseinweisung 85 ff